未来医学への布石

人間には「見えない体」がある

渡部　俊彦

でくのぼう出版

著者序文

「人間は肉体だけの存在なのか」、「霊魂や魂はあるのか、あるとすれば、どのようなものか」、これは誰でも一度は考える問題ではないでしょうか。この問いは子どもでも考える非常に根源的なものにも関わらず、家庭でも学校でも一般に教えられることはありません。子ども時代に、周りから見聞きした話や体験から、自分なりに考えを作り、そのまま大きくなっていっているという場合が多いように思います。

私の場合は、子どもの頃に霊魂というものはあるだろうな、と思っていました。それは、盆正月に東北の両親の実家を訪ねた際に、仏壇に手を合わせるのを当然の習慣としていたこと、寝ている間に霊が自分の部屋に訪ねてくるといった体験をもったこと、小学生のとき塾の先生から人は死ぬと魂はトンネルを抜けて明るいところへ出るという話を聞いたことなどから、自然とそうなっていたのです。

そして、大人になってからスピリチュアリズムと出会いました。スピリチュアリズムは、十九世紀西洋の霊魂の科学的研究から生まれた、人は死後も生き続ける、霊魂は存在するという原理に基づく生き方です。私が出会ったスピリチュアリズムは、西洋生まれのスピリチュアリズムが日本に入ってきて発展した結果成立したネオ・スピリチュアリズムでした。このネオ・スピリチュアリズムによる霊魂の話は、これまでの宗教や習俗による話と違っていました。ネオ・スピリチュアリズムでは、霊魂を、宗教のようにドグマ（教条）として、そして死後の問題として説くのではなく、学問のように理性的かつ原理的に、そして死後だけでなく、この世での人間の生き方、幸不幸、健康や病気に根源的に関わるものとして説いていました。

それだけでなく、「人間は肉体だけの存在なのか」、「霊魂や魂はあるのか」という冒頭の問いが、個人にとって極めて重要なだけでなく、人類全体の生存や地球の存続にも関わる問題だということを知りました。なぜなら、「人間は肉体だけ」とする考えからは、どうしても、人は利己的、刹那的生き方になってしまいます。肉体の生存のためなら何をしてもいい、後はどうなっても構わない、人生死んだらそれまで、となるからです。「人間は肉体だけ」とするのは、今の科学が暗黙の前提としていることでもあります。ところが、魂があって、死後の生命があり、因果の法が存在して自己の行為には自分で責任をとらなければならないとなると、生き方を変えざるを得なくなってきます。「人には魂がある」という考えが広まれば、他者や地球を大切にする人が増え、地球は美しく生まれ変わっていくでしょう。「人間は肉体だけの存在なのか」という問いは、これほどの重要な問題だったのです。

そこで、「人には魂がある」ことを世の人々に広く知って欲しいと思いました。ただし、私はこれを、宗教によらず、スピリチュアリズムによらず、可能な限り科学的に行いたいと思いました。科学が現在、世の中で最も信頼されているものだからです。科学は五官に触れるものを対象とします。ところが、魂とは目に見えず、手で触れられません。そこで、魂それ自体ではなく、魂を考える代替療法を対象としたのです。療法自体は、この世に現実にあるものですから…。

現代西洋医学もやはり科学の産物であり、「人は肉体だけ」という身体観をもっています。ところが、東洋医学などの伝統的療法やシュタイナー医学などは、気という見えない非物質的エネルギーがある、あるいは、人には「見えない体」があるとする、スピリチュアルな身体観をもっています。多くの代替療法がもつ、このようなスピリチュアルな身体観という理論が誤っているのであれば、実際に効果も出ず、その療法を施す人も受ける人も現れず、その療法は存続してこなかったはずです。療法の実践は、科学で言えば仮説の有効性を検証する実験にあたるものと考えました。本書では、東西古今の複数の療法で、「見えない体」の存在を前提として療法が実践されていることを示しています。

本書の元となったのは、二〇〇七年度の放送大学大学院文化科学研究科の修士論文として提出した「健康づくりとスピリチュアリティ—健康づくりにおけるスピリチュアルな身体観の重要性—」と題する論文です。そのため、本書は論文調の文体と形式になっています。出版にあたり字句を修正したほか、第五章の「スピリチュアルな身体観が拓く未来医学への道」を執筆、追加しました。医学は、「見えない体」を考えることで大きくその姿を変えるものと思われます。そして、新しい医学、未来医学は、個人だけでなく人類全体の真の健康と平和を目指す医学となるでしょう。この思いから、本書の題名を『未来医学への布石　人間には「見えない体」がある』としました。「見えない体」を考える未来の医学が、地球に実際に誕生し、人類全体の健康と幸福、そして地球の平和が実現することを願ってやみません。

本書を、人々の健康について考えておられる、医学、代替療法、ホリスティック医学、心理療法、ターミナルケアなど様々な医療や療法の施療家、看護師、研究者、患者、その家族の方々などに読んで頂き、参考として頂けるところがあることを願っております。けれども、元々は、幅広く様々な方に読んで頂きたいと思って執筆しました。「見えない体」をどう考えるかは、現代における非常に大きな課題となっていると考えるからです。昨今はスピリチュアルといった言葉もよく見聞きするようになり、霊性（スピリチュアリティ）は大きな学問的なテーマとなってきています。「人は肉体だけの存在なのか」、「霊魂や魂とはあるのか、あるとすれば、どのようなものか」、この問いへの答えをスピリチュアルな療法から探ったのが本書です。なお、本書で取り上げた療法については文献的調査が主となっており、行き届かない部分も多くあると思われます。ご専門の諸賢先生や皆様方からご指摘ご叱正賜れば幸いです。

本書の元となった論文作成にあたっては、東洋大学経営学部の石井薫教授に懇切丁寧なご指導を賜りました。厚く御礼申し上げます。また、拙論の出版を熱心に勧めて下さったリラ研究グループ自然音楽研究所の山波言太郎先生には、心より感謝申し上げます。さらに、本書の出版を快くご了解下さったでくのぼう出版の熊谷えり子氏にお礼申し上げます。

二〇〇八年七月　　渡部　俊彦

目次

『未来医学への布石　人間には「見えない体」がある』

第五章　スピリチュアルな身体観が拓く未来医学への道

はじめに

健康は万人の願うところだ。それでは、健康とは何か。肉体に故障や病気のないことが健康とされることも多い。世界保健機構（World Health Organization、以下ＷＨＯ）では健康は肉体だけの問題ではないとして、次のように定義してきた。「健康とは、肉体的（physical）、精神的（mental）、社会的（social）に良好な状態（well-being）をいう」。人間は、肉体をもつ物理的存在なだけでなく、精神活動や社会的活動も行う存在であるから、人間の肉体以外の側面に着目したＷＨＯの健康の定義は十分理解できる。さらに、このＷＨＯの健康の定義を改定しようとする動きがある。「スピリチュアルに良好な状態（spiritual well-being）」をも健康の定義に含めようとするものである。

この健康の定義改定案は、ＷＨＯの総会での本格的議論に至らず、現在保留とされた状態であるが、大きな論点を含んでいる。スピリチュアルに良好な状態と何か。それは、精神的に良好な状態（mental well-being）とどう違うのか。また、スピリチュアルに良好な状態の内容として、世界の各国政府や医療関係者が合意できるようなものがあるか。さらに、実践面について、スピリチュアルに良好な状態の診断や治療は可能か、可能だとするとどのようなものがあるか、などである。

他方で、日本国内においても、スピリチュアルな世界観をもつ代替療法に対して社会的な関心が高まっている。心身の不調や病気の際に、西洋医学による療法以外に、鍼灸や気功、瞑想やヨーガなどの療法が選択されることも増えてきている。また、ホスピスなどの末期医療では、死を待つほかない患者に対して「スピリチュアル・ケア」と呼ばれるケアがなされるようになってきている。

これらの諸例から見られるように、人々の健康を目指す医療にとってスピリチュアルなもの、スピリチュアリティは、重要な実践そして研究の課題となってきている。「スピリチュアリティ」とは、「精神性」とも「霊性」とも訳されることがあるが、その意味内容は論者によって様々で、非常に多義的な使われ方をしている。本書は、この新しく、また幅の広いスピリチュアリティの問題の中から、「スピリチュアルな身体観」をテーマとして扱う。なぜなら、健康を実現しようとする活動において、どのようなことが行われるにせよ、人間観・身体観が重要な背景となるからである。人間観・身体観が異なると、採用される手法（治療法、日常生活の過ごし方）も異なってくる。人間観となると非常に幅広く奥深い問題であり、また抽象的になりがちでもある。本書においては、この問題を、身体をどう考えるか、身体観の観点から可能な限り具体的に論じたい。

人間が肉体だけではないとすると、それでは何があるのか、という問題が生じる。日本を含む世界の多くの地域で古来から伝わっている身体観によると、それは霊魂、魂（たましい）ということになる。これは従来は宗教が語ってきたところで、科学が扱える問題ではない、あるいは扱うべきではないとされてきた。

しかし、本書ではこの問題を人文学の一分野である宗教学の課題ではなく、可能な限り健康に関する学問的な取組みであるところの健康科学あるいは医学の課題として論じることにしたい。つまり、「霊魂や魂（たましい）」があるか、ないかという議論ではなく、健康を考える際に、霊魂や魂（たましい）といったスピリチュアルなテーマをどのように考え、活用していけばよいのか、この観点から論じる。本書では、健康づくりにおいて、スピリチュアルな身体観をもつことが有用かどうかをテーマとして設定した。

前述したとおり、スピリチュアルな身体観を論ずる場合にまず出てくるのが、「霊魂」や「魂（たましい）」と呼ばれるものである。これらは抽象的、多義的、かつ宗教的に用いられ、この語を用いる論者が深い思い入れを含めて使用されることが多いようだ。そこで、本論では、肉体以外に人間を構成しているものとして、「見えない体」と表現できるものに着目した。この「見えない体」は、多くのスピリチュアルな療法で、肉体と重なって存在しているとされ、スピリチュアルな療法で「癒し」の対象とされているものの総称として本書で用いていく用語である。この「見えない体」は「見える体」、すなわち肉体と重なって存在し、人間の肉体や精神の健康づくりに大きな影響を与えるものとされる。この「見えない体」を鍵概念として、スピリチュアルな療法の理論と実践を考察していく。

本書の内容として、第一章で、健康づくりにおいてスピリチュアリティが課題となっている現状、さらにスピリチュアリティの問題として「見えない体」が研究課題とされることをみていく（「健康づくりにおける新しい鍵概念としてのスピリチュアリティ」）。続く第二章で、「見えない体」を考えるというスピリチュアルな身体観について、どのような研究領域があるのかを考える（「スピリチュアルな身体観の研究領域」）。第三章では、スピリチュアルな療法では、具体的にどのような身体観を持って実践がなされているか。これを様々な療法でみていく（「スピリチュアルな療法における身体観」）。第四章では、第三章でみてきた各種療法のスピリチュアルな身体観に共通する特徴を調べ、続いてスピリチュアルな身体観の有用性について考察する（「スピリチュアルな身体観の特徴とその有用性」）。そして、最後に第五章で、スピリチュアルな身体観の段階的進化、さらに新しい身体観に基づく医学である未来医学について論じる（「スピリチュアルな身体観が拓く未来医学への道」）。

第一章　健康づくりにおける新しい鍵概念としてのスピリチュアリティ

まず初めに、本書における「健康づくり」という語の意味を確認する。「健康づくり」とは、病気治療に加えて人々が日常で行う健康促進・維持活動も含む広い概念として本書において用いることにする。医学（公衆衛生）分野で「ヘルス・プロモーション（health promotion）」とも称されているものである。「病気治療」という言葉は、「ある特定の疾病を近代医学で治療すること」を連想しがちであるが、病気は西洋医学のみによって治療されているわけではなく、西洋医学以外の療法（伝統療法・代替療法など）でも病気治しは行われている。さらに、病気治しだけでなく、日常生活での健康維持・促進活動（日本の伝統的な用語としては「養生」）も重要な課題となる。「健康づくり」とは、これら人々の健康を回復・維持・促進させる行いを広く含める用語として用いる。従って、本書では近代西洋医学では未解明とされている事象も、健康づくりの場で実際に生起し、信頼性や真実性が認められるならば、取り上げることとする。

第一章では、この「健康づくり」において、第一節で「スピリチュアリティ」が重要な概念となっていることを確認する。次に、第二節で、「霊魂」や「魂」と称される人間の非物質的な側面をも癒しの対象とするスピリチュアルな療法、そしてそのスピリチュアルな療法が持っているスピリチュアルな身体観について述べる。そして、第三節で、スピリチュアルな身体観の研究に対する批判的見解を紹介し、その次にスピリチュアルな身体観の研究意義を明らかにする。

第一節　健康づくりにおいてスピリチュアリティが鍵概念となった背景

１．ＷＨＯの健康の定義改正論

従来、ＷＨＯ憲章前文の中で健康は次のように定義されてきた。

「Health is a state of complete physical, mental and social well-being and not merely the absence of disease or infirmity.」（ＷＨＯ憲章前文「健康の定義」）

「健康とは、完全な肉体的、精神的及び社会的福祉の状態であり、単に疾病または病弱の存在しないことではない」［一九五一年（昭和二十六年）官報掲載の和訳］

この健康の定義を改正しようとする動きが一九八〇年代末に起こった。一九八九年（平成十年）のＷＨＯの執行理事会で健康の定義を改正する案が議論され、投票の結果、賛成二十二、反対零、棄権八でＷＨＯの最高意思決定機関の世界保健総会（World Health Assembly：ＷＨＡ）の議題とすることが決定された（厚生省大臣官房国際課、１９９９）。改正案は、従来の健康の定義に左のイタリック（斜字）体の二語を追加しようとするものである。

「Health is a *dynamic* state of complete physical, mental, *spiritual* and social well-being and not merely the absence of disease or infirmity.」

この改正案に対する公の訳はまだできていないので、この案の意味内容が日本語に十分表現されるように試みた訳は次のとおりである。

「健康とは、肉体、精神、スピリチュアリティ、及び社会性において、完全に満足のいく状態がダイナミック（に実現されている）状況を意味し、単に疾病や病弱が存在しないことではない。」（渡部試訳）

しかし、この改正案は、一九九九年五月に行われた第五十二回ＷＨＡ（世界保健総会）で実質的な審議が行われないまま事務局長預かりとなり、改正は行われなかった。この改定案が提出された背景として、伝統医療の見直しが世界的に図られていることが指摘されている。世界で医療の主流となっている西洋医学は、肉体の（physical）健康に注意を偏重させる傾向があり、これに対してアラブ諸国など伝統医療などを尊重する立場から、精神、社会性だけでなく、スピリチュアリティ（spirituality）の問題をも健康を考える際に取り上げようとする動きがある（臼田・玉城、２０００）。

このＷＨＯの健康の定義改正案は、ＷＨＡによって審議採決にまでは至らなかったものの、健康とは何かについて考える国内外の論者に大きな議論を提供している。健康に関する世界的な論題ともなっているると言えるのではないだろうか（注１）。

2．代替療法の台頭

西洋医学によっては自分の抱える病気が治療困難であると考え、漢方や鍼灸、マッサージなどに代表される西洋医学以外の手段で病気を治療しようとする人々が生まれている。また、西洋医学の専門教育を受け、西洋医学の手法で治療・看護を行ってきた医師や看護士など医療従事者のなかにも、西洋医学以外の医療を積極的に取り入れる動きが出ている。

これら西洋医学以外の療法は、「代替療法」とも呼ばれる。代替療法は「大学医学部で教えられ一般病院でおこなわれている現代西洋医学以外の医学・医療のすべて」と定義されている(蒲原、２００２、１頁)。まず、代替療法に関連する幾つかの用語に関して簡単に述べる。

「代替療法（Alternative Medicine）」･･･「代替」とは、英語の「alternative」の訳で、元来「西洋医学にとって代わる」という西洋医学に対して幾分対抗的なニュアンスを含んでいる。だが、日本では単に西洋医学以外の療法という意味で使われ、対抗的なニュアンスは薄い。漢方や鍼灸、気功、アーユルヴェーダなど中国・インドな伝統的な医療のほか、サプリメントなどの栄養補助食品、カイロプラクティック、ホメオパシーなど西洋起源でも新しい療法など、代替療法として称されるものは幅広く存在する（蒲原、２００２、１‐４頁、上野、２００３、３‐６頁）。

「伝統療法（Traditional Medicine）」…漢方や鍼灸、アーユルヴェーダやヨガに代表される中国・インドの伝統療法は、代替療法の中で特に区別して伝統療法と呼ばれることがある（蒲原、２００２、４３‐５２頁）。

「補完代替療法・相補代替療法（Complementary & Alternative Medicine：ＣＡＭ）」…英国では、代替療法を、西洋医学の欠けた部分を補う療法として位置づけ、補完療法（Complementary Medicine）と読んでいる。訳語として「補完療法」のほかに「相補療法」も用いられる。他方、米国では代替療法という用語がよく使われるようである。我が国では、この両方の流れを受けて「補完代替療法（ＣＡＭ）」あるいは「ＣＡＭ（カム、あるいはキャムと発音される）」という用語が使われている（上野、２００３、３‐６頁）。

本書においては、「代替療法」という語を、伝統療法をも含めた西洋医学以外の療法の総称として用いることにする。

一九九〇年の調査では、米国人の三人に一人以上が代替医療を利用している（Eisenberg *et al.* １９９３）。一九九二年（平成四年）にアメリカ連邦議会は、こうした代替療法利用の高まりを受けて、代替療法を評価する機関として、アメリカ国立衛生研究所（ＮＩＨ）に代替医療局（Office of Alternative Medicine）を設置した。この局は年々予算が増加され、現在では、国立補完・代替医療センター（National Center for Complementary and Alternative Medicine）に改組されている。

日本においては、明治初期に西洋医学を明治政府が正式に採用する学問（官学）となって以後、今日では健康保険も効く療法として、一般的、日常的に利用されるのが西洋医学の療法となっている。だが一方で、医療の大きな課題となる疾病が、結核などの感染症などから、生活習慣病とも名づけられるような、心疾患やガンなど生活習慣に大きく左右される病気が増え、西洋医学の手法では限界があると考える患者や医療関係者も増えてきている。その結果、代替療法を利用する人が増えている。日本では代替医療を実施する資格者として四種が国家資格にされている（①按摩マッサージ指圧師、②はり師、③きゅう師、④柔術整復師）。これ以外の代替療法は、民間の認定資格などもあるが、原則として自由に行われている。代替療法は漢方薬の処方など一部の例外を除き、健康保険の適用外の療法となっている。

日本において代替療法の利用状況が調査されている。二〇〇一年の無作為電話調査（有効回答一千人）によると七十六%の人が過去一年間に何らかの相補代替療法を利用している。過去一年間の種類別の利用率は、栄養ドリンク（四十三%）、サプリメント(四十三%)、健康器具（二十二%)、薬店のハーブまたは漢方薬（十七%)、マッサージまたは指圧(十五%)、医師の処方した漢方薬(十%)、アロマセラピー(九%)、カイロプラティックまたは整体治療(七%)、鍼灸(七%)、ホメオパシー(〇・三%)、その他(七%)

であった。医師に相補代替医療の利用を伝えている人は四十一％。一年間に自己負担で相補代替医療に支出している金額は平均で一万九千円であった(山下、2004、120-126頁)。

厚生労働省も、代替療法の有効性に対する評価に関する研究に補助金を支給するなど、厚生行政においても代替療法に対する認識の変化が見られる。その一例が二〇〇二年(平成十四年)度の国立四国がんセンターの研究者らによる「我が国におけるがんの代替療法に関する研究」である。

このような代替療法の全てではないが、多くの療法で考慮されるのが、人間のスピリチュアルな側面、スピリチュアリティである。人間を肉体だけの存在とせず、心・精神、対人関係など社会生活面はもちろん、「霊魂」や「たましい(魂)」といった人間の非物質的な実在をも対象とした健康づくりが実践されている。例えば、鍼灸においては体の中に経絡と呼ぶ「気」が流れる通路があることを想定して治療が行われる。また、イギリスにおいて保険の適用の認められている代替療法にスピリチュアル・ヒーリング(Spiritual Healing)がある。スピリチュアル・ヒーリングにおいては、ヒーラーが患者の体の上に手をかざし、「源(Source、ソース)」と呼ばれるスピリチュアルな存在からのエネルギーを患者に注ぎ込むという治療法である。ここでも、前提となるのが、人間には肉体以外にも「魂(たましい)」があり、魂(たましい)の側面の不調和が肉体に影響を及ぼしているとするスピリチュアルな考え方である。

西洋医学による治療や看護を行う人々の中に、このような代替療法のスピリチュアルな考えを取り入れようとする動きが見られる。それが、「統合医学(医療)」、「ホリスティック医学」、「ホリスティック看護（ナーシング）」などである。これらの医学・医療は、人間に非物質的な側面が存在しているとする、代替療法に見られるスピリチュアルな考え方を許容し、代替療法と西洋医学を適切に組み合わせて利用していこうとしている。欧米や日本でも、これらの代替療法や統合医療を領域とした医学団体や学会が誕生している。日本においては、「日本代替・相補・医療連合会議（ＪＡＣＴ）」「日本統合医療学会（ＪＩＭ）」「ＮＰＯ日本ホリスティック医学協会」、「日本東方医学会」「(社)日本東洋医学会」「日本ホメオパシー医学会」「日本歯科東洋医学会」などが挙げられる。

３. スピリチュアル・ケア

末期医療で死を迎える患者に対する、医療現場におけるスピリチュアル・ケア、さらには、医療に限定せず人間生活の緒場面での「スピリチュアル・ケア」が提唱されている。いずれもスピリチュアルな人間観に立った上で人間の魂の問題に対処（ケア）しようとしたものである。それぞれについて、簡単に述べる。

まず、医療場面でのスピリチュアル・ケアである。死を迎える患者が抱える苦痛には、身体的、精神的、社会的な苦痛の他に、スピリチュアルな苦痛、スピリチュアルペインがあるとされている。そして、そのスピリチュアル・ペインに応えようとしていくのが、スピリチュアル・ケアである。スピリチュアル・ペイン、スピリチュアル・ケアについて、牧師でスピリチュアル・ケアが専門の窪寺俊之・神学部教授は、次のように定義している。

スピリチュアルペインとは、人生を支えていた生きる意味や目的が、死や病気の接近によって脅かされて経験する、全存在的苦痛である。特に、死の接近によって〝わたし〟意識がもっとも意識され、感情的、哲学的、宗教的問題が顕著になる（窪寺、２００４、43頁）。

スピリチュアルケアとは、肉体的苦痛、精神的苦痛、社会的苦痛の緩和と並んで、患者のＱＯＬを高めるには不可欠なケアで、特に死の危機に直面して人生の意味、苦難の意味、死後の問題などが問われ始めたとき、その解決を人間を超えた超越者や、内面の究極的自己に出会う中に見つけだせるようにするケアである（窪寺、２００４、１頁）。

このスピリチュアル・ケアの定義にはキリスト教的な世界観が若干感じられるが、スピリチュアル・ケアが医療の場で重要な課題となっていることがわかる。病院のホスピス科部長で、その病院のホスピスケア研究所所長でもある山崎章郎医師は、「スピリチュアルケアこそがホスピスの本質である」としている（山崎・米沢、２０００、２４３頁）。

次に、末期医療だけでなく、医療よりも幅広い意味でスピリチュアルケアを考える論考を見ていく。

福島大学経営学部で経営学や生きがい論を専門とする飯田史彦教授は、スピリチュアルな世界観が人に生きがいを持たせるのに役立つと、その仮説としての有効性を認め、次のように「スピリチュアル・ケア」を論じている。

飯田は、フィジカル（肉体の）・ケア、メンタル（感情の、精神的な）・ケアに加えて、第三のケアがあり、それがスピリチュアル・ケアであるとする。スピリチュアル・ケアとは、『生きがいを持ちやすい人生観』へのブレークスルーを推奨し、人生のあらゆる事象に価値を見出すように導くことにより、人間のスピリチュアルな要素（心あるいは魂）の健全性を守ること」と定義している。さらに、スピリチュアル・ケアには三種類あると分類している。それらは以下のものである。

（１）宗教的スピリチュアル・ケア、「それぞれの宗教団体や信者が、独自の宗教的な思想（教義）を伝えることによって、対象者を救おうとする方法」、

（２）科学的スピリチュアル・ケア「宗教とは無関係の組織や個人が、科学的な思考や情報を伝えることによって、対象者を救おうとする方法」、

（３）複合的スピリチュアル・ケア「特定の宗教団体とスピリチュアル・ケアの専門家が協力しながら、その宗教宗派の教義と、それに則した科学的情報を組み合わせて伝えることによって、対象者を救おうとする方法」。（飯田２００７b、38－58頁）

飯田は、宗教的な教条を離れた「科学的な」スピリチュアルな人生観が人々に生きがいをもたらすと学者の立場から主張して、「科学的スピリチュアル・ケア」を提唱している。「科学的スピリチュアル・ケア」については、科学とスピリチュアリティ（霊性）の融合がどのように可能であるかという、非常に大きな論点を含んだ用語であると指摘できよう。だが、非宗教的なスピリチュアル・ケアがありうる、換言すると、既存の宗教の教義から離れ、一定の理性的な認識や思考方法を用いたスピリチュアル・ケア（心あるいは魂へのケア）、スピリチュアリティの扱い方があることを示している。

これまで見てきたように、スピリチュアル・ケアは、ホスピスなどで行われる末期医療という医療の場面に留まらず、経営学者の飯田も論じているように、医療・福祉・教育さらには経営・家庭など人間の営みすべてに関わってくる問題となりうることがわかる。本論においては、「健康づくり」という観点からスピリチュアリティの問題を論ずるが、ここではスピリチュアリティが人間のより根本的、本質的な課題となりうることを確認しておきたい。

（注１）　放送大学大学院の二〇〇五年（平成十七年）度の健康科学分野（文化科学研究科環境システム科学群の一分野）の入学選抜試験において、このＷＨＯの健康定義改正論について論じる問題が出題された。筆者も受験し解答を作成したが、本書はこの出題に対する二度目の解答ともなる。

第二節　スピリチュアルな療法とスピリチュアルな身体観

1．スピリチュアリティの多義性とスピリチュアルな身体観

前節では、「スピリチュアルな」健康や「スピリチュアルな」ケアが問題とされていることを見てきた。ここではまず、「スピリチュアリティ」という用語について考える。

「スピリチュアリティ」は、英語の「spirituality」のカタカナ和訳語である。この語は、英和辞書では、「精神的であること、精神性、精神的傾向［気風］、霊的［非物質的］な性質、霊性」（『ランダムハウス英和大辞典』第2版）と説明されている。実際の文章の中では「精神性」、あるいは「霊性」と訳され使用されている。人間の非物質的側面に関する総称として使われている言葉で、その内容は学問的には未だ考察中と言えるだろう。

スピリチュアリティを学術的に定義した例もある。末期医療でのスピリチュアルケアを専門とする窪寺は、「スピリチュアリティとは、人生の危機に直面して『人間らしく』『自分らしく』生きるための『存在の枠組み』『自己同一性』が失われたときに、それらのものを自分の外の超越的なものに求めたり、あるいは自分の内面の究極的なものに求める機能である」と定義している（窪寺、２００４、８頁）。しかし、

この定義では、死を迎えている場合など「人生の危機に直面した」場合に限定されてしまい、死など生命の危機を離れた普通の日常生活におけるスピリチュアリティの問題を包括できない。

ここで一つ参考になるのが、新しい人間観を学際的に探求する、一九八七年創設の学会である「人体科学会」が、二〇〇五年に出版した論文集『科学とスピリチュアリティの時代―身体・気・スピリチュアリティ』（湯浅泰雄、春木豊、田中朱美監修）である。本書には、総論、医療、身体、武道、文化、宗教、科学、将来の展望と題する各章にそれぞれの専門家が寄稿し、様々なスピリチュアリティの姿が述べられている。ここでは、スピリチュアリティが多義的であること、従って、医療・福祉・教育などという限定された場だけでなく、人間生活の様々な場面で問題となりうること、そして、スピリチュアリティが宗教（性）と同一には括られず、むしろ宗教性を包括した意味をもたせて利用されている場合が多いことを確認しておく。

スピリチュアリティが多義的となる理由の一つには、「spirit-ual-ity」という原語の構成にみられるように「スピリット（spirit）」という単語の派生語であるからと考える。そこで、「spirit」の意味を辞書で確認しておこう。

1（肉体を働かせたり肉体と魂とを媒介する）生命の原動力、（神によって吹き込まれる）生命の息吹、生気

２人間の霊的部分、（物質に対して）精神、心（←→body）→soul
３（死んだとき肉体から分離するとされる）魂、霊魂（soul）
４超自然的で実体のない存在、〈…の〉精、精霊、幽霊、亡霊、妖精、天使、悪魔
［ｃ１２５０．＜（語源-引用者注）ラテン語 spiritus, もとは「息」〈spirare「息をする」より〉］

（『ランダムハウス英和大辞典』第２版）

ラテン語の spirare「息をする」という動詞が語源であり、「息をすること」は「生きていること」と直結し、ここから spirit に「生命の原動力」「生気」という意味が与えられ、「人間の霊的部分」「魂、霊魂」という意味が出てきた様子が伺える。ヨーロッパ古代、そして中世の人間観・生命観が垣間見える。

さらに、「霊」、「魂」、「霊魂」という日本語の意味も確認しておく。

「霊（れい）」①肉体に宿り、また肉体を離れて存在する考えられる精神的実体。たましい。たま。「霊魂・霊肉・幽霊・霊前」↑↓肉。

「魂（たましい）」①動物の肉体に宿って心のはたらきをつかさどると考えられるもの。古来多く肉体を離れても存在するとした。霊魂。精霊。たま。

「霊魂（れいこん、soul、spirit）」①肉体のほかに別に精神的実体として存在すると考えられるもの。たましい。←→肉体
②人間の身体内にあって、その精神・生命を支配すると考えられている人格的・非肉体的な存在。病気や死は霊魂が身体から遊離した状態であるとみなされる場合が多く、また霊媒によって他人にも憑依しうるものと考えられている。性格の異なる複数の霊魂の存在を認めたり、動植物にも霊魂が存在するとみなしたりする民族もある。

（『広辞苑』第５版）

日本語の霊、魂、霊魂も英語の spirit と同様、肉体とは別の人間の非物質的実在をさす言葉となっていることが、以上の語義の説明からわかる。

ここで明らかになるのが、スピリチュアリティを考える際には、スピリット（霊魂）とは何かにまで、遡って考えなければならないことである。スピリット（霊魂）の英語、日本語での意味を調べた結果、「肉体とは別に存在しているものがある」という古代からの身体観が見えてくる。この身体観を「スピリチュアルな身体観」と以下では呼称することにする。本書では、健康づくりの場における、このスピリチュアルな身体観を、「健康づくりとスピリチュアリティ」の問題として考察していくこととする。

２．スピリチュアルな療法と「見えない体」という身体観

西洋近代医学は、五官で認識可能な人間の肉体を対象として発達してきた。他方、中国医学やインド医学では、前節でみたスピリチュアルな身体観を持ち、人間の非物質的な側面も対象とした医療を実践してきた。伝統医学以外の代替療法でも、このスピリチュアルな身体観をもつものがある（もちろん、代替療法だからと言って全てがスピリチュアルな身体観を持つわけではない）。前述したが、鍼灸や気功では、気という非物質的なエネルギーが体に流れると考え、その気が流れる体を想定する。本書では、この中国医学（鍼灸・気功）に見られるような肉体以外の非物質的実在を想定する、スピリチュアルな身体観をもつ療法を「スピリチュアルな療法」と呼ぶことにする。

世界各地の古代からの身体観では、肉体とは独立して非物質的な霊的実在が人間に存在するとしてきた。だが、魂、霊魂やスピリットは、抽象的でつかみどころがなかったり、人間の死後の問題であるとして、文学、宗教学や民俗学、文化人類学などの領域で扱われてきた。本書においては、霊魂やスピリットと呼ばれることのある「見えない体」をキーワードとして考察していく。「見えない体」とは、各種の代替療法で用いられている、エネルギー体、意識体、幽体、エーテル体、アストラル体など、肉体に重なって存在するとされている、人間の非物質的な体である。鍼灸師でホリスティック医学協会副会長

の上野圭一は、著書『ヒーリング・ボディ［からだを超えるからだ］』で、「見えないからだ」という言葉を紹介している。本論における「見えない体」はここに一つの着想を得たものである。

「見えない体」をキーワードとする利点は、（１）魂、霊魂という言葉は、非物質的で抽象的なものを指す場合が多い。「体」という言葉を用いることで、非物質的な事象を対象としていても「見える体（肉体）」と関連づけて考えられ、具体的なイメージをもって考察しやすくなる、（２）スピリチュアルな療法では療法ごとに、人間の霊魂の側面について違った用語を用いている。「見えない体」はどの療法からも比較的中立的な用語のため、総称的な用語として採用するのにふさわしい、ことにある。

３．「見えない体」というスピリチュアルな身体観が重要とされる理由

健康と「見えない体」は、どのような関係にあるのか。健康を肉体だけのものと考える立場からは、無関係となってくる。だが、スピリチュアルな療法においては、肉体と同様、霊魂や見えない体も重視される。なぜなら、霊魂や見えない体は心や精神そして肉体と密接に結びつき、健全な、健康な魂（見えない体）があって初めて、心身の健康が達成できると考えられているからである。

上野圭一は、自らや友人が変性意識状態で見えない体を感じた体験に加え、中国やインドの伝統医学、西洋の神秘思想、宗教的文献から、見えない体が、肉体が治癒していくメカニズムと深く関わっている

可能性を指摘し、次のように述べている。

「見えないからだ」と「見えるからだ」との関係について研究をつづけるならば、いずれは未発見の「治癒系」（一部の医学者によって存在が想定されている、人間に備わる自らを治癒する仕組み、自然治癒力－引用者注）もきっと発見できると思います（上野、１９９４a、２０４頁）。

このように、「見えない体」は肉体の健康との結びつきが指摘されているので、肉体の健康を考える上で「見えない体」は重要な要素となってくる。

第三節　スピリチュアルな身体観研究への批判とその擁護

１．スピリチュアルな身体観研究への批判

スピリチュアリティの研究は始まったばかりである。人間の非物質的な側面がテーマとなるため、これを研究課題とすることに対して批判も考えられる。「見えない体」というスピリチュアルな身体観の研究に対して想定しうる批判を論点別に次に挙げる。

（１）「見えない体」は存在しないから、研究対象とならない。……そもそも、宇宙に存在するのは五官で認識できる物質世界だけであり、人間に存在するのは肉体だけである。霊魂や見えない体というのは、妄想や迷信である。あるいは、あると人間が考えてきたのは脳の機能の発現の結果にすぎない。従って、存在しようもないものを研究対象とはできない。

（２）「見えない体」は再現性がないので、科学の対象とはならない。……人間に霊的な側面が万一あったとしても、客観性・再現性がない。科学たりえるには、「どの研究者であっても、同じ条件を整えて実験すれば、同じ結果を得ることができる」という再現性が必要となるが、「見えない体」は見えない

ので、存在を確かめようがない。従って、科学的に取り扱うことができない。

（3）「見えない体」は見えないものである以上、抽象的な議論で終わる。……「見えない体」は、魂や霊魂よりも肉体に近いイメージで具体的に理解しやすくなるというが、そもそも「見えない」のだから具体的になりようがない。抽象的な、雲をつかむような議論で終わり、実りのある結論は得られない。

（4）「見えない体」があると、肉体の健康など物質生活が疎かにされる。……「見えない体」や霊魂があるとなると、肉体を疎かにする人が出てくる。見えない体の健康にばかり注意が払われ、肉体の健康は試みられなくなり、生活に支障が出てくる。

以上、様々な批判論点を想定してみたが、以下でそれらに対し反論を試みる。

2．スピリチュアルな身体観の研究意義

本書の目的は、「見えない体」の存在と、「見えない体」の存在を想定して健康づくりを考えることの有用性を主張することにある。「見えない体」は次章で述べるように多くの療法でその存在が論じられ、その存在を想定して療法が実践されている。本書では、「見えない体」を考える療法を通して「見えない体」について研究していくものである。この点を確認した上で、前述の批判点に対して、反論を試みる。

(1)「見えない体」は存在しないから、研究対象とならない。

冒頭において述べたが、「見えない体」の存在は、五官で認識できる物質世界を対象とすることで展開してきた自然科学の手法では存在の立証には限界を伴う。しかし同時に、自然科学において対象としてこなかったから存在しないとは言えない。十八世紀の自然科学者は銀河系の外のブラックホールやクォークなどの素粒子を対象とはしなかった。だが、二十一世紀の人類はこれらが存在するものとして、日々科学を展開している。人間の認識できるものは、意識の広がりや観測手段の発達で、今後も十分広がりうるものである。従って、人は科学の歴史も踏まえ、なおかつ科学の限界もわきまえ、謙虚にこの世の現実、実際に生起している物事を観察していかねばならない。教義（ドグマ）にしばしばられる宗教家を科学者は笑えないと考える。自らも現時点での定説という、後の世の人からみればドグマと考えられかもしれない「色眼鏡」で世界を見ているとも言えるからだ。

議論を元に戻すと、我々の現在の自然科学では「見えない体」の存在について結論を出し得ないだろう。だが、「見えない体」を考えるスピリチュアルな療法は、古代からも存在し今も存在している。そして、スピリチュアルな療法によって世界中で多くの人が癒され、その記録も残されている。この事実があること自体は間違いがない。従って、「見えない体」を考えるスピリチュアルな療法が存在する限り、その「見えない体」概念とその健康との関わりを研究することには、意義があると考えられる。

（２）「見えない体」は再現性がないので、科学の対象とはならない。

確かに自然科学では、「どの研究者であっても、同じ条件を整えて実験すれば、同じ結果を得ることができる」という再現性が必要となる。これは、非物質的なスピリチュアリティの分野を研究する上で、非常に大きな課題である。現在の自然科学はその暗黙の（あるいは当然の）前提条件として、対象を物質世界に限定し、特に物理学をモデルとして発展してきた。フロイトから始まる精神医学や心理学も、（自然）科学ではないと批判されてきた。これらの学問は、人間の生きる上で精神や心の存在が重要な地位におかれてきたからこそ研究され、現在の学問における精神医学や心理学の位置がある。スピリチュアリティ（霊性）、見えない体も今後同じように発展していく可能性もゼロとは言えない。確かに自然科学で求められる再現性を得るのは困難である。だからといって、研究しなくてよいとは言えないのである。

（３）「見えない体」は見えないものである以上、抽象的な議論で終わる。

本書は、人々の健康づくりに役立つものとなることを願って作成されている。従って、抽象的な議論に終始し、何ら読者の役に立たないものとなることは望まない。「見えない体」は確かに通常人には見えない。だが、見えないことと、抽象的で不毛な議論に陥ってしまうことは別であると考える。通常人には見えないながらも、療法の熟達者や能力者には感じられる場合もある。さらには、「見えない体」を想定することで得られる効用もある（一例として、人間のもつ感情が「見えない体」に良くも悪くも影響するので、良い感情を持つように心がけるようになることなど）。精神や心理といった非物質的なものを扱う学問が存在して、臨床の場で利用されている以上、見えないからと言って、無意味であることにはならない。

（4）「見えない体」があるとなると、肉体の健康など物質生活が疎かになる。

これは情報を受け取る方の問題である。見えない体を想定しその癒しを考えていくことは、肉体を疎かにするどころか、健康にしていく方法であると主張するのが、本書の目的である。スピリチュアルな療法では、人間の霊的側面と肉体的側面のバランスを適切にとって日常生活を過ごすことの重要性が主張されている。肉体の健康を犠牲にして、スピリチュアルな側面だけを専ら大切にせよとは言われていない。人間を全人的に考えて霊的にも肉体・物質的にも健康にしようとするのが、スピリチュアルな療法の目指すところだからである。

第二章　スピリチュアルな身体観の研究領域

本章では、まず第一節において、これまでスピリチュアルな身体観に関してどのような研究がなされてきたか、及び、どのような研究領域が指摘されているかを述べる。次に、第二節で、本論文における研究領域である「見えない体」について、研究を進める観点と研究方法を述べる。

第一節　スピリチュアルな身体観の研究領域

1．ホリスティック医学における研究

ホリスティック医学とは、近代西洋医学の様々な限界や問題点を、ホリスティックな人間観を根底に据えることで克服しようとする動きからうまれた新たな医療実践のことである。「ホリスティック(holistic)」とは、「ホーリズム(holism)」という「全体論」とも訳される哲学用語の形容詞形の言葉である。従来の科学で採用されてきた方法論は、ものごとを要素に細分化することで全体を理解しようとするという要素還元主義的なものであった。他方、ホーリズムとは、「全体は部分の総和と同じではなく、それよりもはるかに大きなもの」だとして、細分化ではなく全体的にものごとを見て考えていこうとする思想である。ホリスティック医学においては、人間をスピリチュアルな側面を含めて全体的に癒そう

と考え、スピリチュアルな代替療法も積極的にとりいれている。一九七〇年代にアメリカで、肉体だけでなく人間を全体から癒そうとする運動が起き、ホリスティックな健康という新しい健康観が社会に広められ、ホリスティック医学という新しい分野が誕生した。一九八〇年代になると、イギリス、西ドイツ、オランダ、日本でも、ホリスティックな健康、ホリスティック医学に対する関心が高まった（上野、１９９４b、58‐73頁）。アメリカで一九七八年にホリスティック医学協会が作られ、日本では一九八七年に日本ホリスティック医学協会が設立されている。

日本ホリスティック医学協会では、五カ条からなる「ホリスティック医学の定義」を定めている。五カ条のうち二カ条がスピリチュアルな身体観に関連した内容をもっているので、その部分を以下に引用する。

１．ホリスティック（全的）な健康観に立脚する

人間を「体・心・気・霊性等」の有機的結合体ととらえ、社会・自然・宇宙との調和にもとづく包括的・全体的な健康観に立脚する。

〔…〕

４．様々な治療法を選択・統合し、最も適切な治療を行う

西洋医学の利点をいかしながら、中国医学やインド医学などの各国の伝統医学、心理療法、

自然療法、食事療法、手技療法、運動療法などの各種の代替療法を総合的、体系的に選択・統合し、最も適切な治療を行う（日本ホリスティック医学協会、１９９４、12‐13頁、傍線部引用者）。

日本ホリスティック医学協会会長であった藤波襄二は、ホリスティック医学では人間の構成要素として霊魂も含めて考えていること、そして、人間観、あるいは身体観が健康づくりにおいて決定的に重要であることを指摘し、次のように述べている。

「からだ」は肉体、精神、心、霊魂の総体である。即ち人間の「からだ」とは人間全体、人間そのもののことである。ゆえに健康、あるいは健康破綻としての病気について考えるということは、人間そのものについて考えるということであり、人間そのものがわからなくては「健康」あるいは「病気」についてわかる筈がないということである（藤波、１９９４、１‐２頁）。

このように、ホリスティック医学では、スピリチュアルな人間観の重要性が強調されている。しかし、例えば「霊魂」ならそれをどのように考えたらよいのか、医療実践としては具体的にどのような療法を行うのかなどは、各療法の施療者の理論や実践に委ねられている。また、ホリスティック医学についての、より詳細な説明や定義などはこれからの研究課題とされている。日本ホリスティック医学協会で現在副会長を務める上野圭一は、ホリスティック医学に関して、次のような研究領域を指摘している。

○理論的基盤づくり

１．人間の全体像モデル構築

（生理学・薬理学・心理学などだけでなく、精神生理学、精神薬理学、精神物理学、精神神経免疫学などからトランスパーソナル心理学、超心理学など幅広い領域の専門家たちとの共同研究が必要。医療人類学からも学ぶ必要がある）

２．医療以外の分野の研究の応用

（散逸構造論、有機システム論、その他ニューサイエンスの諸領域の応用）

○実践面での課題

１．医療制度の是正（法律や保険制度）

２．教育の改革（医学の専門教育や一般の知識教育）

３．マスメディアの理解

４．バイオ・エシックス（生命倫理、人工臓器・臓器移植・死の判定基準など）

５．宗教との連携（上野、１９９４b、58－73頁）

以上のように、日本ホリスティック医学協会関係者は、霊魂などスピリチュアルな側面を含めた人間の全体像を知る重要性を指摘している。上野がスピリチュアルな側面を「見えない体」として考察していく研究方法を示していることは前述した。上野はこの「見えない体」の「科学的な研究法」には、次の二つがあると述べている。

①非物質的な「見えない体」を構成する「未知のエネルギー」を、物質レベルに変換することで捉えていく方法

②「こころの非局在性」（ノンローカルティ）を証明しようとする方法

上野によると、研究法の①については、「気」の測定、脳波、人体からの放電現象の記録から未知のエネルギーを探るキルリアン写真などの研究があるが、これらには「見えない体」の本質を把握するには限界があるとしている。研究法②に挙げられた「こころの非局在性」とは、人間の精神作用が脳に局在するものではなく、時空をこえて大きく広がるものであることを意味している。「こころの非局在性」の証明とは、精神作用は脳の電気化学反応に伴って起こるものであるとする従来の科学理論とは異なった立場からの研究である。人間の意識が肉体とは離れ独立しても活動することを示そうとしている。意識が、肉体の脳の活動とは別にはたらくことがあるとすれば、それは「見えない体」に類する何かによるものだと説明される。複数の物理学者、脳神経学者、医学者らが「こころの非局在性」を主張しているという（上野、１９９４a、１８４‐１８６頁）。

ホリスティック医学においては、スピリチュアルな側面を含めた人間の身体モデルづくりが模索されていることを、これまで述べてきた。これについて、日本やアメリカのホリスティック医学関係者が注

目したのが、以下で述べるアメリカの医学博士、リチャード・ガーバー（Richard Gerber）の研究成果である。

２．先駆的な統合的研究―ガーバーの『バイブレーショナル・メディスン』―

ガーバーは、西洋医学を学んだアメリカの内科医であり、ミシガン州デトロイトのウェイン大学で代替療法について講じている医学博士である。ガーバーは、二〇〇一年に米国で出版された著書『バイブレーショナル・メディスン』で、西洋医学や代替医療を統合的に説明しうるスピリチュアルな人体モデルを示した。アメリカのホリスティック医学協会の初代会長であるノーマン・シーリー医学博士や日本ホリスティック医学協会の現会長の帯津良一医学博士も、同書に見られるガーバーの研究成果に賛辞を寄せている（ガーバー、２００２、20頁、帯津、２００３）。以下では、まず、ガーバーがスピリチュアルな身体モデルを構築した理論的背景を述べ、その身体モデルを確認する。次に、スピリチュアルな身体モデルが健康づくりとどのように関連するかについて、ガーバーの理論を示す。

（１）ガーバーのスピリチュアルな身体モデル

まず、ガーバーがスピリチュアルな身体観のモデルを提唱した理論的背景を説明する。ガーバーの身体モデルの理論的背景には、相対性理論と量子力学という二十世紀の物理学の進展によって開かれた新たな世界観がある。アインシュタインは、$E = mc^2$（エネルギーは、質量に光速の二乗を掛けたものに等しい）という方程式を示した。これは、「物質はエネルギーが変換されたものである」という新たな物質観をもたらしたものであったと、ガーバーは述べる。さらに、素粒子物理学によって、物質は、波動と粒子の二つの側面を同時に持っていること、素粒子レベルまで微細になると「物質らしさ」が失われていき、波動としての性質がより強まることが明らかとなった。

ここからガーバーは「アインシュタイン的パラダイム」と呼ぶ新たな生命観を提唱する。それは、「ニュートン的モデル」と彼が呼ぶところの、生命は極めて複雑な機械であるとする従来の生命観とは異なったものである。「物質もエネルギーの一形態である」から、エネルギーは周波数（波動）が異なれば別な形態をもつことになる。すると、物質より高い周波数、あるいは別な表現では、より微細な波動をもったエネルギー場が物質に重なって存在しうることになる。ここから、肉体に重なって「エネルギー身体」や「微細身体（サトル・ボディ）」と呼ばれる、見えない体が存在するという身体モデルがうまれてくる。ガーバーは、一九四〇年代以降に活躍したアメリカ・エール大学の神経解剖学者、ハロルド・サクストン・バーによる電場による「エネルギー場」の研究を、このような高次元のエネルギー身体が存在することを支持する科学的な証拠の一つとして紹介している。さらに、鍼灸やホメオパシー（注1）などの代替療法では、このエネルギー身体に微細なエネルギーを流入させることで、エネルギー身体の崩れたバランスを回復させ、その結果肉体も健康になっていると説明する。このような高次元エネルギー場の存在によって説明が可能となってくる医療や治療実践を「バイブレーショナル・メディスン（波動医学）」とガーバーは名付けている（ガーバー、45‐84ページ）。

図1．正と負の時空間モデル

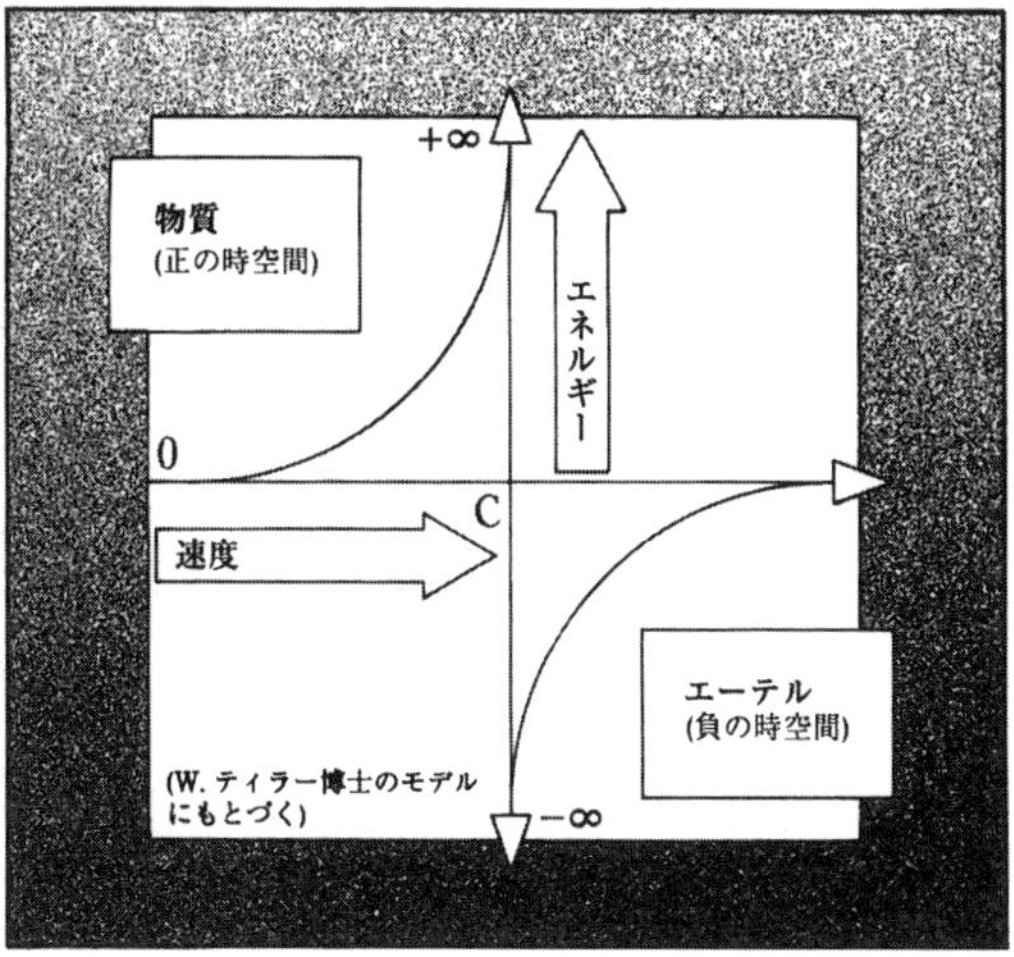

（出典：ガーバー, 177ページ）

ガーバーの高次エネルギー身体というモデルは、別な研究者による数学的理論モデルが一つの理論的背景となっている。その数学的モデルは、スタンフォード大学の教授で、同大学の材料科学研究所の所長でもあったウィリアム・ティラー（William Tiller）による時空間モデルである（図1．正と負の時空間モデル）。エネルギー身体は図1の負の時空間にあるとされる。

エネルギー身体として、ティラーの理論モデルや神智学（注2）などの秘教的文献から、人間の身体には以下のように高次元のエネルギー身体が重層的に重なって存在しているとする身体モデルを提唱している。

図2．ピアノの鍵盤にたとえた
人間の周波数スペクトル

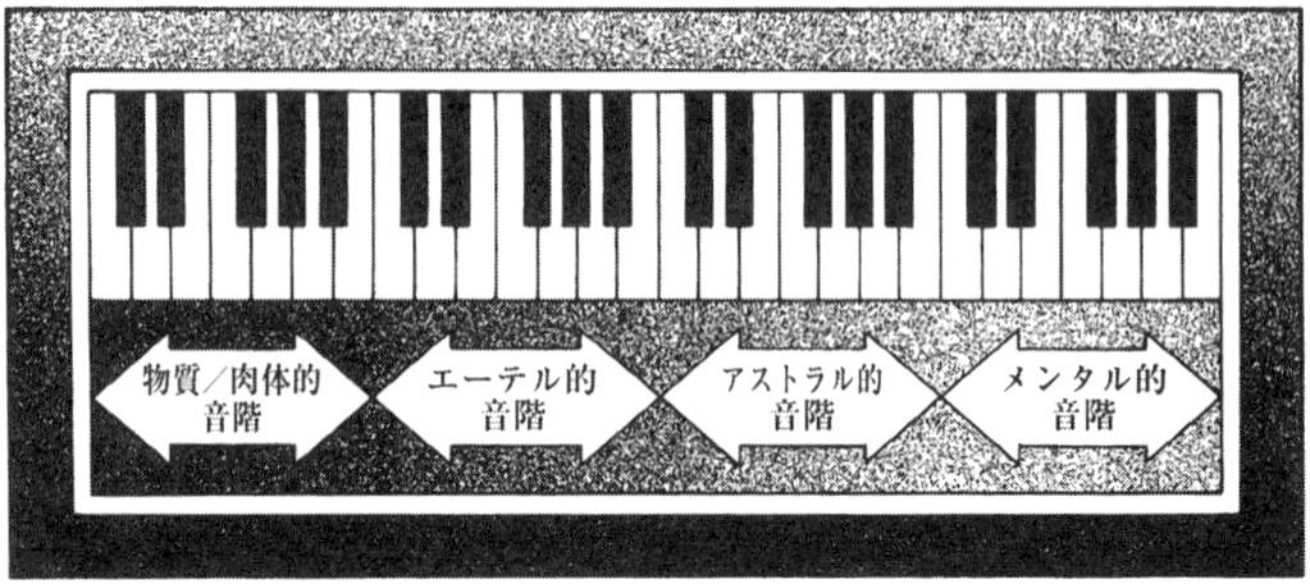

（出典：ガーバー, 165 ページ）

肉体（物質的身体）↓エーテル体↓アストラル体↓メンタル体↓コーザル体（↓は、下に行けば行くほど、より微細な体、高次元のエネルギー身体であることを示している）。エーテル体以上のそれぞれの見えない体は、目に見える周波数を持たないために肉眼では見えないが、肉体に重なって存在しているとされる（図2．ピアノの鍵盤にたとえた人間の周波数スペクトル）。エーテル体の存在する領域や、アストラル体の存在する領域は、それぞれの領域に特有な周波数（音階）をもった「物質（基質）」が存在している。周波数がお互いに異なるため、肉体（以下、「物質的身体」を「肉体」の同義語として用いる。いずれも通常人によって五官で認識可能な身体である）、エーテル体、アストラル体は同一空間に存在できる。肉体の周波数を越えた周波数帯をもつエネルギー身体がエーテル体である。そして、エーテル体の周波数をはるかに越えた周波数帯をもつエネルギー身体が、アストラル体である。同じように、周波数が上がるにつれ、メンタル体、コーザル体となり、それらはより精妙な、より微細な波動をもった体となる（ガーバー、１４３-２１１ページ）（図３．ガーバ

図３．ガーバーの多次元的エネルギー体としての身体モデル

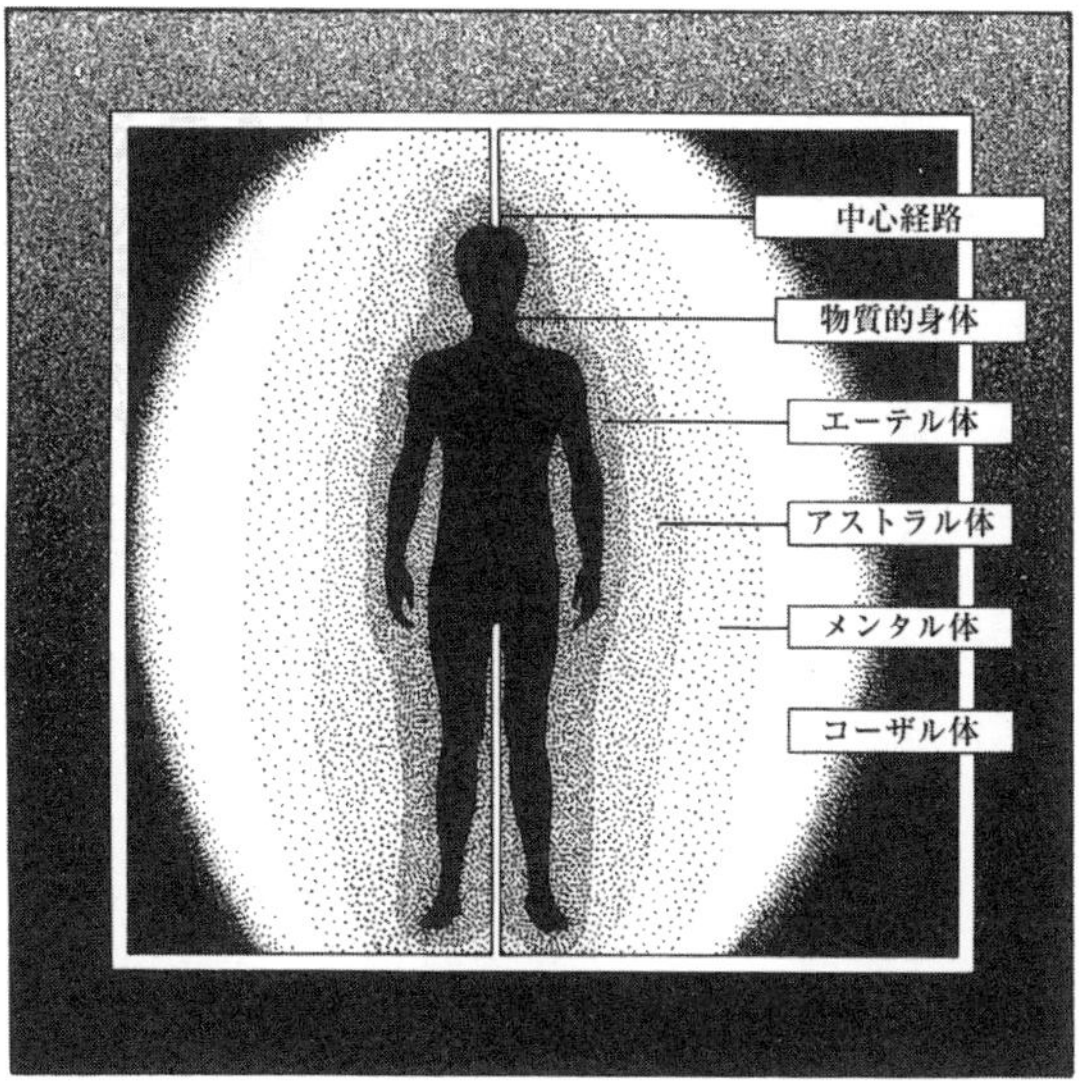

（出典：ガーバー, 195 ページ）

ーの多次元的エネルギー体としての身体モデル）。

なお、これから身体に関連した多くの用語が頻出する。そこで筆者が本論で用いる言葉の相互の関係をここで確認する。

「身体」、「体」――「見える体」である肉体と、「見えない体」である「エネルギー身体」とを問わず、人間の体を指す場合に用いる。但し、「身体観」「身体モデル」など、複数の身体を含めた人間の全体としての「からだ」を指す場合もある。

「肉体」、「物理的身体」――五官で認識可能な体をさす。「見える体」と同義である。

「見えない体」――通常人の五官では認識できない（単数及び複数の）体。本書においては、人間の肉体とは別に、目に見えないがその存在が想定されている体の総称として用いる。「エネルギー身体」も「見え

ない体」の一つである。

「エネルギー体」、「エネルギー身体」―― 高次元エネルギーから構成されるとされる身体。

「からだ」――「肉体」と「エネルギー身体」からなる人間の全身体をまとめて表現する場合に用いる。

「からだ」は、「身体観」「身体モデル」のように使われる場合の「身体」と同義である。

以上の各種の用語を数式の形でまとめると次のようになる。

「肉体」＋「見えない体（エーテル体、アストラル体等）」＝「からだ」

「からだ」に関する考え方＝「身体観」（「身体モデル」）

（2）「見えない体」の健康に果たす役割

次に「見えない体」がどのような役割を持っているのか、また、肉体とはどのような関係にあるのかについて、ガーバーの説明を見ていくことにする。

①エーテル体（第一のレベルのエネルギー系）

エーテル体は肉体と重なって存在し、肉体によく似たかたちをもつ。肉体の「鋳型（テンプレート）」として機能している。エーテル体は肉体の鋳型として、その中には細胞の成長パターンを誘導して肉体の物質的な構造をつくるための情報がおさめられている。また、胎児が発達するとき、どのように発育していくかの三次元的情報も含まれている。さらに、出生後の生長や、病気や怪我がおこったときに肉体を元通りに修復させるための肉体の構造に関する情報もおさめられている。エーテル体を構成するのは、「エーテル質」あるいは「微細質（サトルマター）」と呼ばれる、高次元のエネルギー的実在である。

エーテル体が、肉体に影響を与える仕組みとして、東洋医学の鍼灸で言及される「経絡」系と、古代インドから現代に伝えられているヨーガ系の文献に出てくる「チャクラ」の二つがある。経絡系は、「気」をからだに流すネットワークをつくり、肉体とエーテル体を結びつけ、ガーバーが「肉体／エーテル体接触面」と名付けた面を形成している。経絡系は、周囲の環境から「気」として知られる生命エネルギーを、神経、血管、深部の臓器へ運んでいる。

他方、チャクラとは、微細エネルギー身体の特殊なエネルギー中枢（センター）を指す言葉である。元来のサンスクリット語の意味は「車輪」である。チャクラは、一定の形態と周波数をもった高次元のエネルギーをより低い次元のレベルのエネルギーへと変換して、体内で利用可能なかたちにする「エネルギー変換器」である。「七大チャクラ」と呼ばれる七つの大きなチャクラがあり、それぞれのチャクラは肉体のおもな神経と内分泌腺の中枢（神経系では、仙骨神経叢、太陽神経叢など。内分泌腺では、性腺、副腎、胸腺、甲状腺、松果体など）と重なった位置にあり、それらの中枢の働きに影響する。

エーテル体や鍼灸の経絡系におけるエネルギーの流れの障害は、肉体に病気が発生する前にすでに生じている。この点に関してガーバーは特に、「エーテル体についての既知の知見にもとづくかぎり、物質的身体に病気が出現する数週間から数ヶ月まえにはエーテル体に病気の徴候があらわれているとかんがえられる」と具体的な数字を挙げ、エーテル体と肉体の間の強い関連性と、エーテル体が果たす肉体の鋳型としての役割を説明している（ガーバー、138、143‐211ページ）。

②アストラル体（第二のレベルのエネルギー系）

アストラル体は、エーテル体より高次元の微細エネルギー身体であり、エーテル体よりも高い周波数をもつより微細な基質（アストラル質）から出来ている。アストラル体は、通常は肉体・エーテル体に重なって存在している。

アストラル体は「感情体」とも呼ばれることがあり、人間の感情をつかさどる体で、感情の体験、感情の表現や抑制に関わっている。感情は、内分泌腺の機能やホルモンの働きを通じて、肉体の健康に影響を与えていることが推測される。これまで、西洋医学においてはストレス（心、感情の問題）と身体的疾患（肉体の問題）の関連性が大きな関心をもたれ研究されてきた。アストラル体は人間の感情と強く結びついた媒体である。従って、ストレスのような感情の問題は、アストラル体を通じて、肉体の病気として表出してくることが考えられるとされる。

③メンタル体、コーザル体（第三、第四のエネルギー系）

メンタル体やコーザル体は、アストラル体よりも高い周波数のエネルギー身体である。どちらもより周波数の低いエネルギー体（アストラル体・エーテル体）を通じて肉体にエネルギーを供給している。

メンタル体は、自己表現や具体的な思考や観念をつくりだし、脳に転送することにも関係している。他方、コーザル体は、メンタル体よりもさらに高い周波数をもったエネルギー基質でできている。コーザル体は、抽象的な観念や概念が物質レベルへ発現されることに関係している。（注３）

メンタル体やコーザル体に関して、ガーバーは「アストラル体よりもさらに周波数の高い世界にふみこむとき、そうした現象の探索に使える道具がまだ発明されていない」ので、「科学的測定の世界からはなれて」、「敏感な透視家や神智学や秘教的文献にたよることになる」（ガーバー、１８５ページ）と述べている。

本書において筆者は、上述のガーバーの提供する高次元エネルギー体のうち、エーテル体とアストラル体を主たる考察対象としていく。肉体に比較的近いエネルギー身体であり、またその役割もある程度明確に説明されているからである。

ここで、ガーバーの多次元的エネルギー体としての身体モデル像を要約し、その内容を以下に確認しておく。人間には肉体に重なって、エーテル体、アストラル体など、物質より高次元のエネルギー基質からなるエネルギー身体が存在している。エーテル体の役割は肉体の鋳型であり、アストラル体は感情をつかさどる媒体である。肉体とエーテル体が接触する周波数帯には、ネットワーク状の気の流通経路である経絡系がある。気は肉体に生命エネルギーを供給する。さらに、チャクラという高次元のエネルギーを低レベルのものに変換するエネルギー中枢が、エーテル体、アストラル体などの体に存在し、神経中枢や内分泌腺の働きを通じて肉体の健康に影響を与えている（ガーバー、１４３‐２１１ページ）。

最後に、「霊」あるいは「霊魂」に対するガーバーの見解を紹介する。実は、これまで見てきた各次元の「見えない体」が、「霊」の「解剖学的な」解説に相当するものであった。ガーバーは、「霊」、「スピリチュアルな次元」は生命のエネルギー的基盤で、根源的に重要であると指摘し、次のように述べている。

医師はあまり口にしたがらないが、人体の生理学にはまだほとんど解明されていない領域がある。「霊」の領域、および「肉体と霊との関係」がそれだ。スピリチュアルな次元はあらゆる生命のエネルギー的な基盤である。**物質的身体と霊的かつ微細な力との目に見えないつながりにこそ、物質とエネルギーの内的関係を解きあかす鍵があるのだ**（ガーバー、51ページ、ゴシック体原著者）。

このようにガーバーは「霊」の存在を肯定するものの、一部の神秘家のように科学自体を否定しているわけではない。彼は、「〈霊〉の実在性は科学の法則を否定するものではない。必要なのはただ、物質の高周波次元をも包含するべく、従来の法則を拡張することである」と述べている（ガーバー、520-521ページ）。さらに、「霊」こそが、肉体に生命力を与え動かしているものだとして、ホリスティック医学に関連して、次のように述べている。

「ホリスティック医学」に関心をむける医療関係者がふえるにつれて、「ホリスティック」とはなにかという問いがますます重要になってきた。〔…〕本来は、心とからだだけでなく、「多次元的な霊的エネルギー」も含めた三者のバランスを意味している。しかしこの第三の要素の意味あいは、一般的にはほとんど理解されてはいない。じっさいには、われわれが肉体として知覚しているこの媒体をうごかし、生命の息吹をふきこんでいるものは「霊」の力である（ガーバー、５２１ページ）。

ここにおいてガーバーが「霊」と呼ぶものは、彼の多次元エネルギー的人体モデルにおけるエネルギー身体を指していることは明らかであろう。「霊」に込める意味合いは、論者によって異なってくる。一般には、「霊」や「霊魂」という言葉は、俗にいう「幽霊」や「お化け」を連想させ、この言葉だけで迷信あるいは、非科学的と受け止められてしまう傾向が見られる。だが、本書でこれまで述べてきたように、「霊」にはまた別の側面、別の意味合いがある。人間の「見えない体」とも表現できるもので、「生きている人間」、私たちの健康に深く結びつきうるものであることを、ここに確認して、次の節に進みたい。

（注１）　ホメオパシーは、代替療法の一つである。治療に用いる薬として、原材料をアルコールに溶かした

原液を特殊なやり方で希釈を繰り返したものを用いる。希釈の末、溶液には、元の原材料の分子が一つも含まれていないほどまで薄まるが、この溶液を飲むと治療効果が見られる。

（注２）　神智学は、十九世紀後半から西洋でブラバツキー夫人らによる教説の体系である。ブラバツキー夫人は神智学協会を設立し、神智学を広めた。その知識は神秘的な手段で取得したとされている。シュタイナー哲学・医学を生み出した思想家のルドルフ・シュタイナーも神智学を学んだ。ガーバーは、見えない体に関する秘教的文献として、神智学協会の系譜にあるアリス・ベイリーの著作を度々引用している。但し、ガーバーは秘教的文献を引用してはいるものの、自分自身は神智学徒ではなく、学者としての理性的な、そして一定の客観的な立場から、秘教的文献の解釈や引用を行っていると筆者は認識している。

（注３）　コーザル体が、「抽象的な観念や概念」を物質レベルへ発現させることに関わりがあるとの説明は、古代ギリシャ哲学者のプラトンの「イデア」論を想起させる。イデア（idea）とは、まさに日本語では「観念」を意味する言葉である。ここに、西洋学問の基礎となる古代ギリシャ哲学の思想と、インドの古代思想が類似していることが見てとられる。コーザル体は英語では、「causal body」で直訳すると「原因体」である。この世はイデア界の影であるとするプラトンの説とも相和性が認められる。ガーバーの見えない体に関する理論の妥当性についての一つの傍証にもなると思われる。

第二節　本研究における研究領域

前節で述べたスピリチュアルな身体観に関する研究成果を踏まえ、何について、どのように研究を行うか、その研究対象となる領域と研究方法を本節で述べる。

1．スピリチュアルな身体観の研究における二つの観点

前述したように、ガーバーは多次元エネルギー的身体モデルというスピリチュアルな身体観を提唱している。ガーバーの研究は、現代の西洋医学だけでなく相対性理論や量子論などの二十世紀の物理学や東西の多くの代替療法、さらには秘教的文献とされる知識体系をも参照したものであった。広範な分野に及ぶ数多くの代替療法について研究がなされており、代替療法の実践を理論的に説明できる人体モデルを示している。筆者の研究の範囲では、このような統合的な研究によって提供された身体モデルを他に見ることはできなかった。

本研究では、このガーバーのスピリチュアルな身体モデルを土台として、次の二つの観点から代替療

法のスピリチュアルな身体観を研究する。

（A）「見えない体」の理論モデル

（B）「見えない体」と「肉体の健康」の関係についての理論

（B-1）「肉体の鋳型」論 ―「エーテル体」の機能―

（B-2）「感情体」論 ―「アストラル体」の機能―

それぞれについて補足的に説明しておく。

（A）「見えない体」の理論モデルについては、ガーバーの多次元エネルギー的身体モデルが果たして妥当性があるのか、この検討を試みる。スピリチュアルな身体観をもつ代替療法は数多い。それらの代替療法の「見えない体」に関する理論を検討して、ガーバーの身体モデルと比較検討する。

（B）「見えない体」と「肉体の健康」の関係についての理論に関する研究は、次のように行う。ガーバーは、「見えない体」のうち、その波動（周波数）が肉体に近いものをエーテル体、アストラル体と呼んでいる。人間のスピリチュアルな体に関する呼称は、療法によって異なる。エーテル体やアストラル体という「見えない体」についての呼称には拘泥せず、人間のスピリチュアルな体がどのように肉体の健康と関わっているか、この点を代替療法の理論と実践において調べる。（B-1）ガーバーは、エーテル体は「肉体の鋳型」であり、肉体に疾患が認められる前にエーテル体に異常が現れるとしている。この、エーテル体が肉体の母型となっているとする理論を、他の代替療法の理論と実践から検討していく。

（B－2）また、ガーバーは、アストラル体は「感情の媒体」であって、人間の感情と深く結びついているとする。西洋医学では、感情は肉体の脳の活動（神経細胞の発火）との関連で研究されている。他方で、ストレスが多くの病気の重要な原因の一つとして認識され、いかにストレスに対処するかが西洋医学においても重要な課題となっている。そこで、「見えない体」の理論をもつスピリチュアルな代替療法では、感情が肉体の健康とどのように関連していると考えられているかを調査する。

２．スピリチュアルな身体観の研究方法

「見えない体」の研究には、方法論的にも多くの課題がある。本研究においては、「見えない体」に関する理論をもつ複数の代替療法を取り上げ、その療法の文献を研究するという文献研究の方法をとる。但し、次の各点に留意する。

（1）実践例の豊富な代替療法を選ぶ。――「見えない体」に関する理論をもつ療法があるとしても、その理論が現実による検証に耐えるものでなければならない。理論が現実に起きている現象をよく説明しているかが問題となる。たとえ、現実を説明していたとしても、療法の実践例が少なければ、その理論の有効性、妥当性は担保されない。そこで、検討する療法は、実践例が豊富だと考えられるものを選ぶことにする。

（2）ガーバーが理論構築に用いた代替療法に配慮する。——ガーバーは、代替療法の研究者として、東西の様々な療法の理論と実践を研究している。ガーバーが取り上げていない療法の理論と実践にも注目し、ガーバーの理論モデルとの整合性を検討する。なお、ガーバーは著書『バイブレーショナル・メディスン』では、次のような療法を取り上げている。

○インド・中国の伝統療法（鍼灸、ヨーガ）

○スピリチュアルな療法（ホメオパシー、バッチフラワー療法、宝石療法、手かざし療法、スピリチュアル・ヒーリング）

（3）ガーバーの理論構築の背景には秘教的文献があることを認識する。——ガーバーが人体モデルを構築するに当たり、研究された知識体系には、神智学やインドのヨーガ文献など、「秘教的文献」とガーバーが呼ぶところの知識も含まれている。これ自体は一概に非難されるべきではないと考える。研究対象となっているのが、五官で認識可能な物理的世界ではなく、スピリチュアルな領域となっているからである。しかし、スピリチュアルな領域は、客観的な観測や再現性などを尊重することによって発達した現代科学では未解明の領域であることは十分認識されるべきと考える。これから検討する療法においても、その理論を当然視することはせず、可能な限り客観的、理性的立場を保つことを心がける。スピリチュアルな理論についても、現実による裏付けはあるか、他の説明はできないかなどをよく考慮してみる。

以上の留意すべき点を踏まえた上で、検討する療法として、次の代替療法を選び出した。

1．伝統療法から

（1）中国医学

（2）アーユルヴェーダ（インド伝統医学）

2．スピリチュアルな代替療法から

（1）ホメオパシー（及び、バッチフラワー療法）

（2）シュタイナー医学

（3）リラ自然音楽療法

3．スピリチュアルな心理療法から

（1）トランスパーソナル心理学

（2）プロセス志向心理学

上記の療法のうち、シュタイナー医学、リラ自然音楽療法、そしてトランスパーソナル心理学、プロセス志向心理学などの心理療法は、ガーバーが『バイブレーショナル・メディスン』で触れていなかったものである。第三章では、これらの療法の理論と実践について、六十頁で述べた二つの観点（A．「見えない体」の理論モデル、B．「見えない体」と「肉体の健康」の関係についての理論）から述べていく。

第三章　スピリチュアルな療法における身体観

第一節　伝統医学の身体観

世界の三大伝統医学といわれる医学が、中国医学（中国の伝統的な医学）、アーユルヴェーダ（インド医学）、ユナニ医学（イスラム医学）である。以下に、中国医学とアーユルヴェーダ（インド医学）の身体観について述べる。

1．中国医学

（1）中国医学の概略

中国医学は古代中国に生まれた医学である。中国医学には、「気」を中心とした理論体系をもつ。「気」は人間の心身や自然界、そしてこの世の森羅万象を貫いて存在するもので、「気」は経絡を通路として人間のからだの五臓六腑に流れていると考えられている。中国医学では、からだに「気」が滞りなく流れていれば健康であり、「気」の流れがどこかで滞ったりバランスを崩すと病気になるとしている。治療法には、鍼、灸、漢方薬がある。養生法として、食養（食生活の自己管理）、気功（「気」の鍛錬）がある

（池上、１９９８、17頁）。

中国医学は、五世紀頃に朝鮮半島を経由して日本に伝えられ、七世紀には日本在来の医術を圧倒し、日本での唯一の正統な医療となった。明治維新までの千数百年、日本の実状に合わせた修正が加えられたものの、その医療としての優位的地位は保たれ続けた（池上、１９９８、104－105頁）。気の研究は日本でも近年盛んに行われている。学会としては、「人体科学会」「生命情報科学会」などが、気の研究を行っている。

（２）中国医学の身体観

気がからだを流れる通路が「経絡」である。経絡には太いものと細いものがあり、十二本ある太い経路が「経脈」と呼ばれ、十五本ある細い経路は「絡脈」と呼ばれる（池上、１９９２、23－24頁）。ツボ（経穴）は体の表面にある気が集まるポイントで、同時に外界との間で気をやり取りする場所である。中国医学の治療では、ツボに鍼や灸をすることで気を通じさせ、経絡を通じて気が臓腑や全身に行き渡らせ、健康回復を図る（三浦、１９９６、165－169頁）。

経絡は目には見えず、五官では確認が困難である。鍼灸研究者で専門学校講師である関口善太は、「その存在については議論が絶えず、現在のところ未解決のままとなっています」と述べている（関口、１９９３、103頁）。このように、経絡や気の実在性やその性格については中国医学関係者の中で統一的な見解

図４. 中国医学における経絡図
（正人明堂図、伏人明堂図）

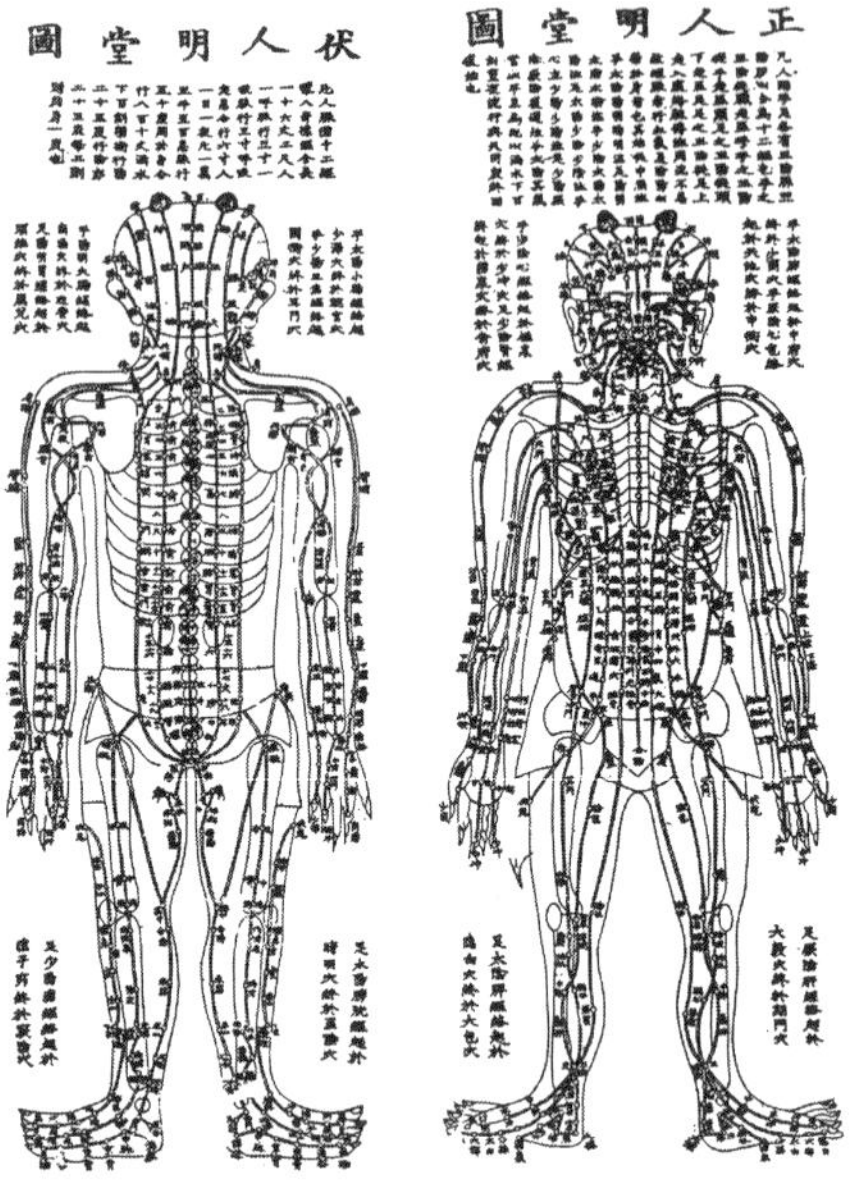

（出典：石川、1990、85頁、
原図は『内功図説輯要』より）

があるわけではない。

本書では、中国医学の分野で、スピリチュアルな身体観を提唱している三人の論考を紹介する。中国思想と科学史を専門とする石川秀実は、中国医学では「見える体」よりも「（気が）流れる身体」が重視されてきたと指摘している。石川によると、歴史的には、中国人は見える身体の観察から生まれる解剖学を十分に理解し、解剖図を残してきた。だが、肉体そのものには「経絡ルートなどの（気の）流れに場を与える容器としての二次的役割しか認めていない」（引用中の括弧は原著者による）。重視するのは気の「流れる体」で、「身体の本質を無数の流れの集合とみ」て、図４の中国医学における経絡図に示すように、気の流れる経絡により深い関心を寄せた。そこで、石川はこの身体を「流れる身体」と名付けている（石川、１９９０、82－86頁）。

次に二人目として、哲学・深層心理学を専門とする湯浅泰雄の論考を述べる。湯浅は、東洋医学や気の研究などから新しい人間観を探る学会である「人間科学会」の会長も務めた学者である。湯浅は、気の流れる経絡からなるからだのシステムを、「無意識的準身体（unconscious quasi-body）」と呼んでいる。これは、経絡系のシステムが「無意識下の情動的エネルギーが流れる通路であるとともに、客観的身体によりそう形でその生理的機能を活性化し、身体と外界を連絡している準身体的なシステムである」（湯浅、１９８６、169頁、傍線部引用者）と考えられているからである。「生理的機能の活性化」や「身体によりそう」「準身体的」という点は、ガーバーの「エーテル体」概念とよく似ている。

最後が三人目の論考である。鍼灸師で中国医学研究者の奥平明観は、人間は「見える身体」と「見えない身体」から成り立つという身体観を示している。奥平は、「見えない身体」は、「気の身体」と、さらにこれとは次元を異にした「霊的身体」から出来ているとする（奥平、１９９９、iii－iv頁）。奥平は「見えない体」の実在を検証するために、幻肢（物理的に存在していない手足が現実にあるように感ずる症状）に関する実験をしている。右上腕部を切断した被験者の、手があったところのツボの位置に鍼をすると、経絡を介して身体に体表温度変化などが有意に現れたという（奥平、１９９９、153－162頁）。

以上、石川の「流れる体」、湯浅の「無意識的準身体」、奥平の「気の身体」について述べた。このように、中国医学においては、「気」というスピリチュアルな生命エネルギーが流れる身体観が見られる。

（３）中国医学におけるスピリチュアルな身体の機能

①ガーバーは彼のスピリチュアルな身体モデルにおいて、「エーテル体」が肉体の鋳型の働きをするとしている。このようなスピリチュアルな身体の働きについて、中国医学において同様な考えが見られるので、それについて述べる。中国医学の根幹にあるのが、スピリチュアルなエネルギーである「気」が肉体を支えるものであるとする考え方である。このように中国医学は「気」を中心に考えているので、スピリチュアルな構造体としての「気の身体」が「肉体」の原型という発想は直接的には見られない。他方で、東洋医学における「未病」概念は、ガーバーの身体論と類似した発想が見られ注目に値する。「未病」とは、肉体には病気はないが、気の滞りがあり放置すると病気になるという状態を指す言葉である。（注１）中国医学では、気の滞留が痛みを生じ、アンバランスな状態が一定の限度を越えると「百病が生じる」と考える。中国医学での治療の目的は、この病める気を回復させ気の流れを取り戻すことにあり、そうすれば「病も自然のうちに癒える」と考える（池上、１９９８、109－110頁）。ガーバーの「エーテル体」では、肉体の病気よりも先にエーテル体に問題が生じるとされた。これは中国医学の「未病」と同じ発想である。

②スピリチュアルな身体と感情の関連について、中国医学では独特で精緻な理論を持つ。中国医学には、七情と呼ぶ「喜・怒・思・憂・悲・恐・驚」の七種類の感情の名称がある。この七情が激しく刺激されると内臓に影響し、疾病を引き起こす原因となると考えられている。中国の古代哲学では、万物を

五つの属性に分ける（五行論）。五行論を取り入れた中国医学では、ゆきすぎた感情は、それぞれが関係する五臓の精気を障害して、疾病の原因となるとする。例えば、「喜び（怒り・思い・悲しみ憂い・驚き恐れ）過ぎると心（肝・脾・肺・腎）を傷る」などとされる（関口、１９９３、139－140頁）。

これは、感情やこころの働きは、西洋医学のように脳によるものではなく、中国医学では五臓の一つ一つによるものだと考え、からだを循環する気が感情と五臓の働きの仲立ちをしていると考えるからである（三浦、１９９６、78－82頁）。中国医学においては、ガーバーの「アストラル体」のような感情を専門につかさどる体は想定されていない。だが、感情と肉体の病気との間に密接な関連性を認めていることは注目すべきである。これは、「気」という身体と精神の両方に関わるスピリチュアルなエネルギーを中心概念として据えることで、初めて可能となると言えるからである。「気の流れる体」という、スピリチュアルな身体観の一つの特徴が示されている。

２．アーユルヴェーダ（インド伝統医学）

（１）アーユルヴェーダの概略

アーユルヴェーダは、サンスクリット語で「生命の科学」を意味する言葉で、インドの伝統医学である。アーユルヴェーダの起源の年代については諸説があり、通常は約三千五百年前からとされ、また五千年前からとする説もある。アーユルヴェーダは病気の治療だけでなく、健康の維持増進や長寿などもその目的としている。また、肉体の健康だけでなく、社会での役割の遂行、富や愛を得ること、さらに悟りに至ることも療法の究極の目的となっている（上馬場、１９９５、56-57頁）。

治療は、病人だけでなく健康人に対しても健康増進や老化防止のために施される。心身を浄化させる療法があることが大きな特徴となっている。浄化療法の代表例がオイルマッサージである（上馬場、128-152頁）。

（２）アーユルヴェーダの身体観

アーユルヴェーダの古い文献『チャカラ・サンヒター』は、生命の構成要素を、肉体（シャリーラ）、五感（インドリヤ）、精神（サットヴァ）、意識あるいは我、個我、真我（アートマン）であるとしている。そして、この文献には「サットヴァ（精神）とアートマン（真我）、シャリーラ（肉体）の三つは、あたかも鼎のごとくであり、世界はそれらの結合によって支えられている」と記されている（上馬場、67頁）。

また、インドではアーユルヴェーダと起源を同じくするものにヨーガがある。ヨーガの文献『ターイッテイリーヤ・ウパニシャッド』には、人体が五つの鞘からなるとする人間五蔵説（パンチャ・コーサ、Five Sheath）が記されている。人間五臓説の内容は、次の通りである（上馬場、68頁、ルビは引用者）。

1. Annamaya《アンナマヤ》 Kosa《コーサ》：visible《ヴィジブル》 food《フード》 sheath《シース》（食物鞘、食精所成我）
2. Pranamaya《プラーナマヤ》 Kosa《コーサ》：invisible《インヴィジブル》 pranic《プラニック》 sheath《シース》（生気鞘、生気所成我）
3. Manomaya《マノマヤ》 Kosa《コーサ》：invisible《インヴィジブル》 psychic《サイキック》 sheath《シース》（意思鞘、意思所成我）
4. Vidyanmaya《ヴィジャンマヤ》 Kosa《コーサ》：invisible《インヴィジブル》 intellectual《インテレクチュアル》 sheath《シース》（理知鞘、理知所成我）
5. Anandmaya《アナンドマヤ》 Kosa《コーサ》：subtlest《サトリスト》 core《コア》 of《オブ》 intellectual《インテレクチュアル》 and《アンド》 innate《インネイト》 〃Bliss《ブリス》〃（歓喜鞘、歓喜所成我）

古代インドの文献に見られるこれらの身体観について考える。いずれも精神など肉体以外の要素を明示し、さらに「個我」「自我」などスピリチュアルな要素も含めており、特徴的である。特に、ヨーガ文献に出てくる「鞘」という表現は、ガーバーの重層的な身体モデルを連想させるものである。ヨーガ文献の人間五臓説の2から4において、人間のスピリチュアルな身体は、invisible《インヴィジブル》 sheath《シース》（目に見えない鞘）と表現されており、まさしく「見えない体」と重なる表現をもつ用語となっている。五臓説2のpranic《プラニック》 sheath《シース》とは、「プラーナ」という中国医学では「気」に相当する生命エネルギーの鞘という意味である。これもガーバーの「エーテル体」、中国医学の「気の体」とよく似た概念である。五臓説3のpsychic《サイキック》 sheath《シース》とは精神・心の鞘という意味で、感情は心の作用であるから、感情体とも重なる概念である。それぞれの鞘がどのような機能をもっているかまではより詳細な調査はできなかったが、名称から判断する限り、古代インドの文献にもガーバーの身体モデルとよく似た身体モデルが示されている。まことに注目すべき類似性が表れている。

（注1）東洋医学における「未病」概念は、西洋医学における予防医学とも関連しうるもので、この点からも注目に値する。西洋医学における健康や病気に対する概念と、東洋医学における病気、未病、健康概念は、互いに類似点や相違点も見られ、研究課題となるテーマである。西洋医学と東洋医学の身体観、健康観の違いが典型的に現れているもので、この背後には本論でテーマとしているスピリチュアルな身体観の問題が表れていると考える。

第二節　スピリチュアルな代替療法の身体観

本節においては、十九世紀、二十世紀になって登場した療法のスピリチュアルな身体観について考える。前述した伝統医学では、それぞれ古代から継承されてきた身体観や治療体系をもっていた。以下で取り扱う比較的新しい療法では、その療法の生まれる源に伝統医学が存在していないにも関わらず、伝統医学と似たスピリチュアルな身体観が見られる。以下では、スピリチュアルな身体観をもつ次の三つの療法、ホメオパシー、シュタイナー療法、リラ自然音楽療法について述べる。

１．ホメオパシー

（１）ホメオパシーの概略

ホメオパシーは、約二百年前にドイツの医師であるサムエル・ハーネマン（Samuel Hahnemann）が体系化した療法である。同種療法あるいは類似療法とも呼ばれる。その基本原理は「似たものは似たものを治す」という「類似の法則」である。治療には、植物、動物、鉱物から得られる成分を特別な方法で希釈を繰り返して作る薬剤（レメディー）を微量投与する。薬剤は、治療すべき症状と同様な症状を健康人に引き起こす作用があり、この投与によって疾患の治癒を目指す（ケント、２００５、24-40ページ）。

日本ではホメオパシーは新しくあまり知られていない療法だが、ヨーロッパ、アメリカ、インドなどでは認知度が高い。世界中で、従来の治療法では症状が良くならなかった数百万の人々に利用されているという（ヴィソルカス、２００２、3-5ページ）。イギリスでは、一九九八年に国民全体のなかで三・五％がホメオパシーを利用したという調査結果がある（山下、２００４、121頁）。

（２）ホメオパシーの身体観

ハーネマンは、病気とは人間の「バイタル・フォース（vital force、生命力）」の乱れであると考えていた。彼の身体観を示した部分を、ハーネマンの著書『オルガノン(Organon)』第九節を紹介した文献より引用する。

> 人間の健康な状態においては、肉体（有機体）を活気づける力であるバイタル・フォース（生命エネルギー）が限りなく強い影響力を持って支配し、感覚と身体機能の両面について、有機体の各部位を、良好で、調和がとれ、活気に満ちた状態に保っているので、その中に住む理性ある魂が、その存在のより崇高な目的を達成するために、この生きた健康な器を自由に活用す

ることができる（ヴィソルカス、２００２、40ページ）。

上記において、人間は、肉体（有機体）、バイタル・フォース（肉体に生命エネルギーを与える力）、魂（理性と崇高な目的をもつ実在）から構成されるというハーネマンの身体観が示されている。

ホメオパシーにおいてバイタル・フォースは、次のような役割を担うものとされる。「常に体を構築および再構築し続け」、「バイタル・フォースの宿る体を支配・統制する」ほか、「変化することがある」、「秩序正しく流れているかまたは乱れているか、病気または正常な状態にあるかのいずれかになる」（ヴィソルカス、２００２、41-42ページ）。また、「病気は単なる特定器官の機能不全ではなく、最初に、身体全体を機能させているバイタル・フォースが乱されるのである」と考えられている（ヴィソルカス、48ページ）。これらの、肉体が正常に働くエネルギー源である点、肉体の病気に先行して異常が表れることは、中国医学の「気」の概念や、ガーバーの「エーテル体」の概念と極めてよく似ている。

ホメオパシーにおいては、感情や精神面の状態も身体と同様に重視されている。ホメオパシーの施療者は患者から時間をかけて感情や精神の細かな様子を聞きだす。ホメオパシーで使用する薬剤は、身体の状況だけでなく、感情や精神の微妙な状態の違いに対応しているからである。ホメオパシーでは、ガーバーのような感情をつかさどる「アストラル体」に相当するものは見られないが、感情・精神面の重視は注目すべき特徴であると考える。人間を感情面も含めたホリスティックな存在として捉えている表れに他ならないからである。

ホメオパシーから発展して成立した療法にバッチ・フラワー療法がある。この療法では、より一層感情が重視される。バッチ・フラワー療法は、ホメオパシーを学んだ英国の医師、エドワード・バッチ(Edward Bach)が生み出したものである。この療法では、特殊な方法で花を水に浸して作る薬剤（レメディー）を用いている。この薬剤がバッチフラワーレメディーと呼ばれる。この療法では、特に「感情のあり方や性格や精神状態」が身体の疾患に深い関係があると考え、感情面のバランスの回復を重視している（バッチホリスティック協会、２００５、5-10頁）。人間の感情が肉体の病気と繋がっているとする考えは、ガーバーの「アストラル体（感情体）」理論とつながるものがある。

２．シュタイナー医学

（１）シュタイナー医学の概略

シュタイナー医学は、アントロポゾフィー（人智学）医学とも呼ばれる、二十世紀になって誕生した医学である。人智学は、オーストリア人の科学者であり哲学者のルドルフ・シュタイナー(Rudolf Steiner 一八六一—一九二五）が創始した知の体系である。シュタイナー医学においては、人間の物質的側面と精神的側面の両方に配慮した理論と実践をもつ。物質的な身体のほかに人間のスピリチュアルな要素として、「エーテル体」「アストラル体」「個我」が存在するとし、これら四要素が相互に関連しあいながら人間全体を形成しているとする。治療法としては、「レメディー」と呼ばれるアントロポゾフィー医学専用の薬剤のほか、通常の薬剤もときに使用され、この他、芸術療法、マッサージ、水療法、カウンセリングなども用いられる。現在、シュタイナー医学がもっとも広く行われている国は、ドイツ、オランダ、スイスで、大病院や多くの一般開業医でシュタイナー医学による療法が行われている。これらの国々では、シュタイナー医学による療法は国と民間の医療保険の対象となっている。イギリスでは、国の医療制度の枠内と枠外の両方で行われている（エバンズ・ロッジャー、2005、6-12ページ）。

（2）シュタイナー医学の身体観

シュタイナー医学では、人間の要素として、身体、エーテル体、アストラル体、個我の四つの要素を考える（表1．シュタイナー医学の身体観）。

「エーテル体」は人間の生命的要素で、肉体の組織を統率する形成力をもつ（エバンズ・ロッジャー、26ページ）。「アストラル体」は人間の心魂（soul）的要素で、エーテル体を通して物質界に分解作用を及ぼす。アストラル体は意識が生まれるところで、感情と思考をつかさどる体である（エバンズ・ロッジャー、40-43ページ）。「個我」は人間の精神（spirit）の要素で、人間の内面の中心に位置するもので、自己意識を人間にもたらすものである。この自己意識の宿る個我は動物にはないもので、人間だけにそ

表１．シュタイナー医学の身体観

領域（界）	特性	自然界	人間の要素
精神	自己意識	人間界	個我
心魂	意識	動物界	アストラル体
生命	生命	植物界	エーテル体
物質	重さや長さを計測できる	鉱物界	身体

（出典：エバンズ・ロッジャー，23 ページ）

なわっているものとされる。個我は、互いに拮抗する二通りの作用を他の体を通じて肉体に与える。アストラル体とともに肉体を分解させるプロセスに関与する一方で、エーテル体とともに肉体を形成し、栄養を与えるプロセスに関わる。また、個我は思考にも関与している（エバンズ・ロッジャー、59－60ページ）。

シュタイナー医学では、多くの病気の原因が非身体的要素にあると考える（エバンズ・ロッジャー、20ページ）。また、身体、エーテル体、アストラル体の間には非常に微妙な均衡関係があり、この均衡が少しでも崩れると病気が発生すると考える。シュタイナー医学の診断では、症状の現れた部位でなく、病気の根本の問題を明らかにすることが重要な部分を占めるとされる（エバンズ・ロッジャー、44ページ）。

シュタイナー医学の身体観には、用いられる名称、及びそこに見られるスピリチュアルな身体の役割において、先に示したガーバーの身体モデルと類似する点が多く見られる。これは、シュタイナーが神智学を学び、そこに自分自身のスピリチュアルな世界に対する研究を付加することで人智学を創設したという経緯が関与していると考えられる。ガーバーは、神智学の文献を一つの材料として利用し自己の身体モデルを構築している。結果として、神智学が双方の共通の源になっているため類似してきている。だが、双方とも神智学とは一定の距離を置いて理論を構築している。それぞれで、スピリチュアルな探求や他の知識体系の研究など、自己のものを加えながらも、細部においては後述するような違いは見られるものの、全体として似たような身体モデルとなっている点は興味深い。

（３）スピリチュアルな身体の機能

シュタイナー医学の理論によると、エーテル体は、肉体の各部を複雑な全体につくり上げるだけでなく、それらを絶えず修復し再構築しながら、肉体を維持している。エーテル体は、肉体が物質として無秩序と混沌の方へ傾く傾向にあるのに抗する形で、肉体に絶えず働きかけ、秩序と形態をもたらす。このエーテル体の作用で、肉体の健康が維持されているとされる（エバンズ・ロッジャー、26－39ページ）。このようにシュタイナー医学では、エーテル体に「肉体の鋳型」機能と「生命力エネルギー付与」機能があるものとされている。ガーバーの身体モデルのエーテル体と同じように見られる。

次に感情に関するシュタイナー医学の理論を見る。シュタイナー医学では、アストラル体が人間の心魂（soul）的要素であって、意識の座として感情と思考の存在するところと考えられている。感情は、アストラル体が脳や神経の助けを得て経験しているとされている。シュタイナー医学では、感情についても肉体の症状と同様の注意が払われる。

アストラル体は、身体の健康を維持する力として働くエーテル体とは反対の、分解ないし異化の作用を肉体に与えるとされる。そのため、病気になる傾向を身体に及ぼす。ストレスと胃潰瘍の関係で、感情と肉体とのつながりを示す。長期的ストレス状態にあっても感情を表現できなかった人には胃潰瘍が多く見られる。この場合胃潰瘍は、感情の座であるアストラル体の破壊的な消化作用が、エーテル体の回復作用よりも長期間上回り続けた結果生じたと説明される（エバンズ・ロッジャー、40－57ページ）。このように、エーテル体の形成プロセス作用とアストラル体の破壊プロセス作用の微妙なバランスが崩れたときに病気になるとされている（エバンズ・ロッジャー、75ページ）。

シュタイナー医学におけるアストラル体は、ガーバーのモデルにおけるアストラル体に見られたように感情をつかさどるとされている。感情と関わりが深いという点では、両者は共通する。但し、感情がアストラル体を通じてどのように肉体へ影響するか、その理論が異なっている。シュタイナー医学におけるアストラル体は、もともと肉体に対して分解・異化という破壊的な作用を及ぼし、病気をもたらすものとされていた。他方、ガーバーの理論では、アストラル体が肉体に対して破壊的な作用を及ぼす性質をもっているとは考えず、感情がホルモンを分泌する内分泌腺の働きにマイナスの影響を与えるという形で肉体に作用するとされていた。ここに見られるように、「見えない体」の議論において同じ用語（この場合は「アストラル体」）であっても、細かく見た場合には、療法によって微妙な差異があることがあり、研究において注意を要すべき点であると考えられる。

３．リラ自然音楽療法

（１）リラ自然音楽療法の概要

リラ自然音楽療法は発生の経緯が独特である。この療法は、宮沢賢治の愛好者グループの活動から、一九九六年に誕生したものである。このグループは、宮沢賢治の「雨ニモマケズ」の詩に出てくる「デクノボウ」の姿を人間の理想像として、「雨ニモマケズ」のデクノボウのように自分たちも日常生活で愛と奉仕を実践することを目指す団体であった。この団体から、風や大地、植物など自然界の歌うメロディを聞き取れる人物が誕生し、その聞き取られたメロディが「自然音楽」と名付けられた。朗読も行っていたこのグループでは、「リラ・ヴォイス」という特殊な発声法を開発していた。後に、この自然音楽は、リラ・ヴォイスで歌われることから、「リラ自然音楽」と呼ばれるようになる。

一九九六年に自然音楽のＣＤが発売されると、聞いた人々から身体と精神の改善効果が報告されるようになり、「自然音楽療法」として研究が始まった、一九九八年には、「リラ研究グループ自然音楽研究所」が設立され、会員制度でリラ自然音楽療法が施されている。この療法は、リラ自然音楽を歌う、あるいは、寝ながら聞くという形で行われている（山波、2001、2-5頁）。

リラ自然音楽療法による改善効果は、自然音楽研究所が二〇〇二年に百二十九名に実施したアンケート調査によると、身体面の改善（病気改善、体力強化など）六十五%（八十四名）、精神面の改善（気力・生き甲斐が出る、心の安定、明るくなるなど）八十五%（百九人）、食の嗜好改善（菜食化など）六十七%（八十六名）、生活面の改善（家庭内の融和、対人関係の好転など）六十三%（八十一名）が、療法を受ける人に見られたという（山波、2001、30-43頁）。

（2）リラ自然音楽療法の身体観

リラ自然音楽療法を生み出したグループは、「ネオ・スピリチュアリズム」という欧米の心霊研究に源をもつ体系を柱に活動している。欧米では、十九世紀中頃からノーベル賞受賞者級の科学者も含めた一流の学者・知識人らによって心霊研究が行われていた。このように心霊現象の研究が積み重ねられた結果、「スピリチュアリズム」という死後に個性が存続することを原理として含めている新たな人生指導原理が誕生する。心霊研究とスピリチュアリズムは、大正から昭和の時代に日本に本格的に導入される。そして、日本古来の伝統思想からも影響を受けて「日本神霊主義」が生み出される。ここから、心霊研究家であった桑原啓善（ペンネーム、山波言太郎）が戦後に「ネオ・スピリチュアリズム」を創始している。山波はネオ・スピリチュアリズムを「人間の生命原理」であるとしている（渡部、2007a、2

007b)。

ネオ・スピリチュアリズムでは「見えない体」を考えるが、これを媒体と呼んでいる。この媒体を綺麗にすること(浄化)がリラ自然音楽療法の目標となっている。山波は、媒体の浄化の重要性を、ネオ・スピリチュアリズムの身体観を示しながら、次のように述べている。

人には、生命の源泉・意識の源泉である霊(Spirit)が内在しており、この霊と肉体をつなぐために〝内なる見えない体「媒体」〟即ち魂(soul)が存在している。人がもし魂を癒せば(媒体を浄化して綺麗にし、進化させれば)、生命の源泉・意識の源泉である霊はより肉体に直接的に表現され得るから、人はより神聖なもの・より完全なものに近付く(山波、2007b、3頁)。

このように、リラ自然音楽療法では、人間を「霊・媒体・肉体」の三重構造体としている。媒体には重要なものとして、本体、霊体、幽体の三つのものがあるとされている(図5．リラ自然音楽療法の身体モデル〈その1〉)。

ここで、ネオ・スピリチュアリズムの説く身体観を説明する。肉体は、自己保存のための本能・欲望をつかさどる体である。この肉体に重なって肉体と同じ形をもつ「幽体」がある。幽体は肉体よりも精

図５．リラ自然音楽療法の身体モデル〈その１〉

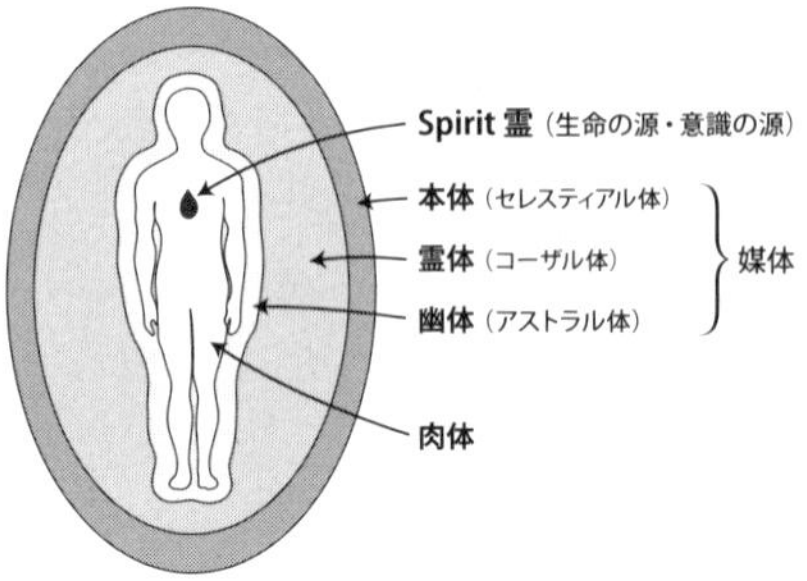

（出典：山波, 2005, 18 頁）

妙な波動をもつので目には見えない。この幽体は、感情、特に怒り・悲しみ・憎しみなどの悪い感情の媒体である。この奥にあるさらに精妙な体が「霊体」で、卵形をとる。霊体は、正邪・善悪・美醜を見分ける理性の媒体である。霊体よりも精妙なものが「本体」で、卵型の形をとる。本体は、生命と意識の源泉である「霊（スピリット）」を直接つつむもので、英知や真の愛を担当する媒体である。霊体や本体の形は卵型だが、その大きさは人により様々で、肉体より小さくも大きくもなり得る。人間が、霊体や本体の持つ機能である理性（霊体）、英知や真の愛（本体）などを発揮させるに従って、これらの媒体は大きく成長するとされる。

リラ自然音楽療法では、幽体の浄化を重要視している。幽体がきれいになると、生命・意識の本源である霊のエネルギーが、本体・霊体を通して濁った幽体に遮られることなく肉体にまで届くため、心身が健康になるとされるからである。ここから幽体は「病因の座」ともされている（桑原、１９９２、175－201頁）。

次に、リラ自然音楽療法における、感情と肉体の健康のつながりを述べる。ネオ・スピリチュアリズ

図6．リラ自然音楽療法の身体モデル〈その2〉

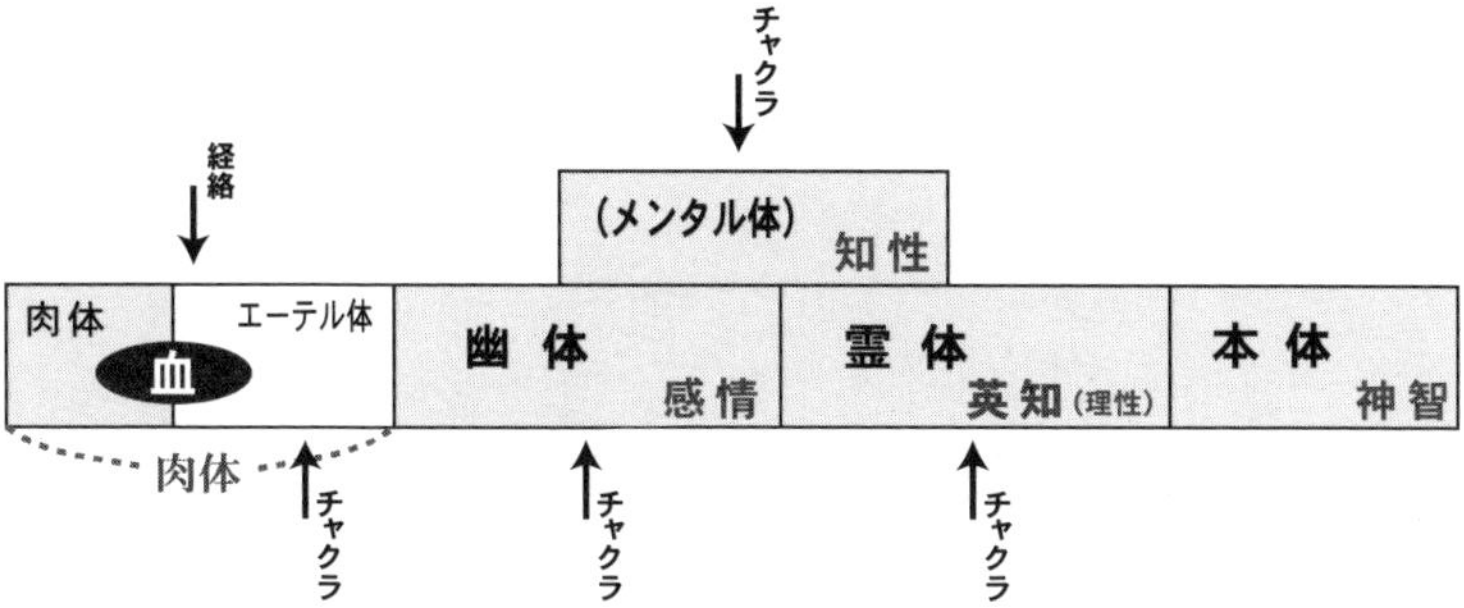

（出典：山波，2001，191 頁，原図の一部省略）

ムでは、肉体と幽体の中間に、肉体の補助的な役割を果たす媒体として「エーテル体」があるとしているが、このエーテル体は感情と関わりがある（図6．リラ自然音楽療法の身体モデル〈その2〉）。日常生活でのストレスやトラウマ（心に受けた傷）など、悪い感情は全て幽体にその記録が残るとされる。悪感情は幽体に精神的な毒素として溜まり、この毒素はエーテル体にも溜まる。エーテル体は、肉体のホルモンを分泌する腺や血液、神経の働きと密接に関わっているので、エーテル体に毒素が溜まると腺や血液、神経の働きが悪くなり、肉体も病気になる。なお、食物などからにより肉体にも物質的な毒素がたまるが、これも肉体と幽体の中間にあるエーテル体に溜まるとされる。食物よりも心（悪感情）の方が、エーテル体の毒素の生成により大きく関与しているという（桑原、１９９２、189-191頁）。

以上の身体観から、健康づくりにおいても悪感情を出さずに、明るい前向きな態度で生活を送ることが重要であるとされる。この考えから、リラ自然音楽療法では、音楽を聞くセラピーを受けるだけではなく日常生活での「愛と奉仕」の実践が勧められている。以上に説明してきたように、ネオ・スピリチュアリズムによると、一つの身体モデルから、肉体の健康、心の健康（成長）、人格形成、霊性面での健康（成長）が一体となって平易に説明されており、大変興味ぶかい。

ネオ・スピリチュアリズムにおける身体モデルには、ガーバーの身体モデルとの共通点として、多層構造となっていること、感情を司る媒体が想定されていること、図6にあるように「チャクラ」があるとされている点が見られる。

「チャクラ」については、リラ自然音楽療法の山波によると「〈エネルギー・センター〉と呼ぶべきもので、人体が外界と気を交流させるポイントであり、また人体内に気エネルギーを渦流として流動させる大事なポイント」であり、「各媒体に人体には基本の七チャクラがあり、これらチャクラは各媒体を貫いて存在している」（山波、2002、63頁）と説明している。リラ自然音楽療法における「チャクラ」は、ガーバーのチャクラと、中国医学のツボを両方含む概念となっている。

一方、「エーテル体」については、ガーバーのエーテル体理論に見られる「肉体の鋳型」の機能については何も言及されていない。だが、肉体の病気に先行して「エーテル体」や「幽体」への毒素の蓄積があるとされており、見えない体の方に病気が先に現れるという考え方は、ガーバーのモデルと共通している。

第三節　スピリチュアルな心理療法の身体観

本節では、これまでのような、肉体の健康を扱う医学という視点ではなく、心理学・心理療法の観点から論じる。心理学の中には、スピリチュアリティ（霊性）や東洋の宗教的・霊的な伝統文化などをも包括したものがある。これらの療法の中では、スピリチュアリティ（霊性）・魂・微細体（サトル・ボディ、見えない体）などの言葉が登場し、本書のテーマと関連しているので、以下で考察していく。

１．トランスパーソナル心理学

（１）トランスパーソナル心理学の概略

トランスパーソナル心理学は、一九六〇年代にアメリカ西海岸で誕生し、一九八〇年代に日本へ本格的に紹介された新しい心理学である。日本トランスパーソナル心理学会会長で千葉大学教育学部助教授の諸富祥彦は、心理学の歴史の中では、行動主義心理学、力動心理学（フロイトの精神分析など）、人間性心理学（アブラハム・マズローら）、これらの三つの心理学の流れの次に、トランスパーソナル心理学が位置するとして、「第四勢力の心理学」と呼んでいる（諸富、1999、93ページ）。

トランスパーソナル心理学の特徴は、その体系のなかにスピリチュアリティを包括している点にある。諸富は、トランスパーソナル心理学に基づく心理療法である、トランスパーソナル療法の重要な特徴として、以下の点を指摘している。

①人間全体を全体的な（ホリスティックな）存在として見る。とりわけそのスピリチュアルな（精神的もしくは霊的な）側面を重く見る心理療法である。

②西欧で発展した現代心理学のみならず、古今東西の霊的な伝統を重要な資源とするアプローチである。

③したがって、他のアプローチとの最も大きな違いはテクニックでなく、セラピストがスピリチュアルな視点をもっているか否かにある。〔後略〕（諸富、2001、3頁）

このような視点をもったトランスパーソナルな心理療法として知られているのが、プロセスワーク（プロセス指向心理学の心理療法、この療法について後に詳しく述べる）、ホロトピック・ブレスワーク、サイコシンセシス、ハコミセラピィなどである。しかし、諸富は、セラピストの用いる技術や方法が何であるかに関わらず、セラピスト自身の「一定の姿勢、人生や心に対するあるものの見方、枠組み」があれば、どのような療法もトランスパーソナル心理療法となると述べている（諸富、２００１、６−７頁）。この「見方、枠組み」の一つが、人間には霊性や魂などのスピリチュアルな側面があり、これらを重視することだと言えよう。

このようなトランスパーソナル的なものの見方は、心理学にとどまらず、学際的なものである。国際トランスパーソナル学会（International Transpersonal Association、ＩＴＡ）には、科学思想、自然科学、哲学、神話、宗教、経済、社会学など、様々な分野の学者が参加しているという（岡野、２０００、36−37頁）。日本では、一九九六年にトランスパーソナル学会が、一九九八年にトランスパーソナル心理学・精神医学会がそれぞれ創設されている。これらの学会には、大学などアカデミズムの世界に籍をもつ研究者が多く参加している。一九九九年には、日本で始めて「トランスパーソナル学」の講座が公立の大学に新設された（岡野、２０００、263頁）。

（２）トランスパーソナル心理学の身体観

トランスパーソナル心理学においては、人間に魂があることがほぼ前提とされているようである。だが、スピリチュアリティの捉え方は、療法の流儀や療法家で独特のものがあり、トランスパーソナル心理学としての枠組み作りは定まっておらず、研究課題とされているようである。トランスパーソナル心理学の一つとされているプロセス指向心理学では、「ドリームボディ（夢見る身体）」という、本書の「見えない体」に関連する概念を利用した心理療法を行っている。そこで、次にこのプロセス指向心理学について述べる。

２．プロセス指向心理学

（１）プロセス指向心理学の概略

プロセス指向心理学は、一九七〇年代初期に生まれた心理療法の理論と実践である。創始したのは、理論物理学を学んだ後にスイスのユング心理学研究所で心理分析家となったアーノルド・ミンデル（Arnold Mindell）である。ミンデルは、心理療法の実践から夢と身体症状の体験と間の意味深いつながりを表現する、「ドリームボディ」という概念を生み出す。ユング心理学では、夢を分析することが療法の重要な手法であったが、ミンデルは身体症状を「夢」として扱う心理療法（心理療法の用語で「ワーク」と呼ばれる）を行った（「ドリームボディ・ワーク」）。ドリームボディが何であるかについては後に論じる。プロセス指向心理学では後に、夢や身体症状を扱うだけなく、身体感覚、動作、人間関係、植物状態・昏睡状態の人、グループ内の対立やコミュニティ作りも対象としてワークを行うようになった。プロセス指向心理学のワークの基本的な方法論は、ユング心理学に加えて、理論物理学、中国の古代思想である老荘思想（タオイズム）、仏教、シャーマニズム、錬金術などの東西の伝統的な霊的文化が背景となっている。それは「起こっている出来事を現象学的に捉え、そのプロセスの展開に自覚的に従っていく」という、現在生じているプロセスそのものを重要とする（指向する）ものである。この方法論による心理療法が、プロセスワークである。一九九一年にはアメリカにプロセスワーク・センターが設立され、世界から生徒が集まり修士課程、資格認定課程などのコースでプロセス指向心理学が学ばれている（諸富、２００１、46 - 62ページ）。

（２）プロセス指向心理学の身体観

プロセス指向心理学の研究者で、この療法の実践者である藤見幸雄は、ミンデルの提唱する「ドリームボディ」の理論を、古代から伝わる「サトル・ボディ」（微細身、精妙体、霊妙体）の再理論化、現代版であると評価している（藤見、２００２、228頁）。ミンデルは著書『ドリームボディ』において、インドのヨーガ、中国の鍼灸、道教の煉丹術、シャーマニズムなど東洋の伝統文化における身体観に微細体（サトル・ボディ、見えない身体）があることを紹介している。ミンデルの「ドリームボディ」理論は、これらスピリチュアルな身体観を一つの背景として生み出されたものである。但し、「ドリームボディ」と微細身（見えない体）は同じものではないようである。臨床心理士の青木聡はミンデルの「ドリームボディ」を次のように説明している。

「ドリームボディ」とは、日常的な自我の働き（主観）によって関知されない「微細な身体」を指すのである。これはインドの宗教的伝統で言われる「サトル・ボディ（subtle body）」や中国の「気」の考え方に通じるものがある。〔…〕しかし、ミンデルがあくまで想像界的なリアリティを指す〈視座〉ないしメタファーとして「ドリームボディ」を語るのに対して、「サトル・ボディ」や「気」がやや実体視されている点は明確に区別すべきだろう（青木、２００1、48頁)。

このように、「ドリームボディ」は本論で論ずる「見えない体」とまったく同一のものではない。だが、「見えない身体」に類似している「ドリームボディ」という概念が、心理臨床の場で活用されていることは注目に値する。ミンデルは、「ドリームボディ」概念を活用する心理療法である「ドリームボディ・ワーク」の広まりと効用を、次のように述べる。

この〔ドリームボディ・〕ワークは、さまざまな文化において、一時的な症状から慢性的な症状まで、比較的健康な人びとから臨死状態の人びとまで、小さな子どもからお年寄りまで、何十万という症状に適用されてきた。〔…〕大ざっぱだが、控えめに見積もって、おそらく私がワークしてきたすべてのケースのうち10％程度は、他の古典的あるいは代替医療的な介入なしに身体的に治癒している（ミンデル、２０００、viiページ）。

ミンデルの採用する心理療法では、本書における「見えない体」を心理臨床に利用可能なように抽象化し、メタファーとして用いている。これも広い意味では、「見えない体」概念が肉体の疾患改善に利用されている例の一つと言うことができるだろう。

ここまで、伝統医学・代替療法・心理療法について、それぞれの医学・療法で「見えない体」がどのように考えられているか、その理論と、「見えない体」と肉体の健康、感情とのつながりを見てきた。次章では、これらの理論をまとめ、その意義を考察する。

第四章　スピリチュアルな身体観の特徴とその有用性

本章では、まず初めに、これまで述べてきた様々な療法のスピリチュアルな身体観の内容を比較検討し、スピリチュアルな身体観の特徴を考察する。その上で、「見えない体」が肉体や心とどのような関係にあるといえるかを論ずる（第一節）。続いて、スピリチュアルな身体観は、健康づくりにどのように貢献が可能かについて述べる（第二節）。

第一節　スピリチュアルな療法の身体観の特徴

１．スピリチュアルな療法における身体観

前章では、伝統医学、代替療法、心理療法など各種の療法には、どのようなスピリチュアルな身体観が見られるか、各々の療法についてその内容を述べた。ここでは、それらを相互比較して、スピリチュアルな療法にみられる身体観の特徴を明らかにする。

まず、ガーバーの多次元的な身体モデルを再度確認しておく（図７．ガーバーの多次元的身体モデル）。

本書では、ガーバーの身体モデルを、様々なスピリチュアルな療法の身体モデルを検討する際に、比較のための基準的なモデルとして用いてきた。ガーバーのスピリチュアルな身体観の大きな特徴は、①多

図７．ガーバーの多次元的身体モデル

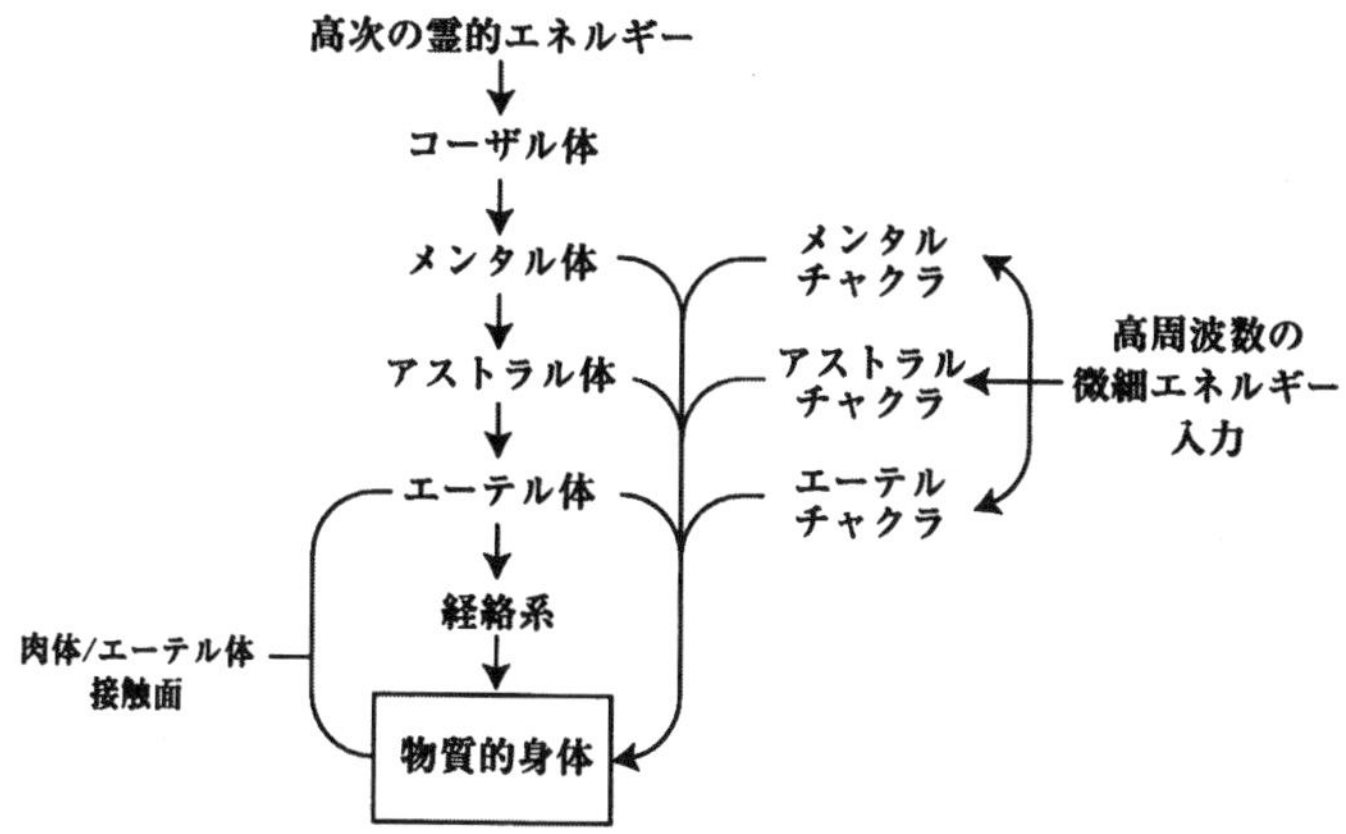

(出典：ガーバー, 283 ページ)

次元的身体、②多次元的身体を流れる生命エネルギー、の二つにあると言えるだろう。ガーバーは、この多次元的身体と生命エネルギーという概念を用いて、健康と病気について次のように述べている。

病気の発生は多次元的身体に流れる生命エネルギーがさまたげられていることの信号である。いっぽう、健康やウエルネス（健康をさらに拡張させた概念―引用者注）は、高次の波動エネルギーが身体／精神／霊の複合体をとどこおりなく流れていることの反映である。ひとりひとりの人間は、多種多様なエネルギーが流れる水路であり、導管なのだ。それぞれの人が食物を摂取し、水、空気、光、音、多様な感覚刺激、さらに、それとは気づかずに微細なプラーナや気、精神的／霊的エネルギーを摂取している。多次元的身体の各レベルにおいて、われわれはそうして入力されたエネルギーを利用可能なかたちに変換し、からだの維持や再生、治癒に利用している（ガーバー、５９０ページ）。

ここには、体を流れる非物質的エネルギーから病気や健康を捉えていることなど、他のスピリチュアルな療法にも共通する考えが見られる。

では次に、ガーバーの身体観と他の療法の身体観を比較してみる(表２．様々な療法における身体観)。尚、この表において、種々の療法における「見えない体」を相互に対応させてある。なお、この対応や区分は厳密なものではなく、あくまで理解の便宜を図るために作成したものである。

表２．様々な療法における身体観　（筆者作成）

<table>
<tr><th colspan="2">ガーバー</th><th>高次の霊的エネルギー</th><th>コーザル体</th><th>メンタル体</th><th>アストラル体</th><th>エーテル体</th><th>経絡系</th><th>肉体</th></tr>
<tr><td rowspan="3">伝統医学</td><td>東洋医学</td><td colspan="3"></td><td>（七情）</td><td colspan="2">気の体</td><td>肉体</td></tr>
<tr><td>アーユルヴェーダ</td><td>真我</td><td>個我</td><td>意識あるいは我</td><td>精神</td><td colspan="2"></td><td>肉体
五感</td></tr>
<tr><td>ヨーガ文献</td><td>歓喜鞘</td><td colspan="2">理知鞘</td><td>意思鞘</td><td colspan="2">生気鞘
（プラーナ）</td><td>肉体</td></tr>
<tr><td rowspan="3">代替療法</td><td>ホメオパシー</td><td colspan="5"></td><td>バイタルフォース</td><td>肉体</td></tr>
<tr><td>シュタイナー医学</td><td colspan="3">個我</td><td>アストラル体</td><td>エーテル体</td><td></td><td>肉体</td></tr>
<tr><td>リラ自然音楽療法</td><td>霊、本体</td><td>霊体</td><td colspan="2">（メンタル体）
幽体</td><td colspan="2">エーテル体</td><td>肉体</td></tr>
<tr><td>心理学</td><td>トランスパーソナル心理学</td><td colspan="6">スピリチュアリティ
（霊性、魂、ドリームボディなど）</td><td>肉体</td></tr>
<tr><td colspan="2">共通する特徴</td><td>至高神聖</td><td colspan="2">理性・知性をつかさどる体</td><td>感情をつかさどる体</td><td colspan="2">生命エネルギーの流れる体</td><td>肉体</td></tr>
</table>

表2からは、ガーバーの身体モデルにみられる、①多次元的身体、②多次元的身体を流れる生命エネルギーという二つの特徴が、他の療法にも見られることがわかる。一つ目の特徴となる多次元的身体という身体観は、東洋医学、ヨーガ文献、シュタイナー医学、リラ自然音楽療法にも見られる。

多次元的身体について、アーユルヴェーダの身体観を検討しよう。この療法に関して、今回調査した限りにおいて文献上では、「見えない体」は「~体」という用語では登場していない。だが、人間の要素として挙げられている真我・個我・意識あるいは我・精神などを、表2のように他の療法と並べて比べると判ることがある。人間の各要素は、他の療法の多次元的身体モデルにみられる、見えない体の働きの内容と類似している。例えば、アーユルヴェーダの「精神」は、他の療法の「意思鞘、アストラル体、幽体」など感情という心的・精神的要素に関わる点で、共通性が見られる。ヨーガ文献では鞘と表現される「見えない体」が担っている機能をアーユルヴェーダでは体とは表現せずに人間の要素として列挙されているように思われる。

さて次に、ガーバーの身体観の二つ目の特徴である多次元的身体を流れる生命エネルギーについて、他の療法の理論を見てみよう。からだに非物質的な生命エネルギーが流れるとする考えは、東洋医学、アーユルヴェーダ、ヨーガ文献、ホメオパシー、リラ自然音楽療法でも見られた。この生命エネルギーは、東洋医学では「気」、ヨーガ文献では「プラーナ」、ホメオパシーにおいては「バイタルフォース」、とそれぞれ呼称されている。肉体を支える生命エネルギーという概念は、代替療法において幅広く見られるものとなっている。

この生命エネルギーについてガーバーは、図7に見られるように、身体の各次元のレベルにおいてもエネルギーの摂取があり、さらに、高次元の身体から低次元の身体まで生命エネルギーが流れるとしている。ある次元の身体の生命エネルギーが低次元の身体に流れるときに働くのが「チャクラ（生命エネルギー変換装置）」である。チャクラは、ヨーガ文献とリラ自然音楽療法においても、その存在が想定されている。

今度は、多次元的身体における各次元の身体の特性について、ガーバーの理論と他の療法の理論を比較してみる。ガーバーの「アストラル体」は、感情をつかさどる体とされていたが、同様な観点は他の療法にも見られた。表2の最下段には、同じ次元にあると思われる各療法の体に共通する特徴を記した。各療法について感情に関係すると思われる体、あるいは要素は次のものである。アーユルヴェーダにおける「精神」、ヨーガ文献における「意思鞘」（psychic sheath、精神・心〈psyche〉をつかさどる鞘）、シュタイナー医学における「アストラル体」（意識の座、感情と思考の存在するところ）、リラ自然音楽療法における「幽体」（感情の座）。感情に関わる見えない体を想定する療法が多いことは、見えない体が感情と深い結びつきがあることを示唆している。

感情をつかさどる体よりもさらに高次元の体として、知性や理性をつかさどる体を想定している療法もある（アーユルヴェーダ、ヨーガ文献、シュタイナー医学、リラ自然音楽療法）。さらに、これより高次元の構成要素は、ガーバーの身体モデルでは明示されていなかった。しかし、他の療法では、真我、歓喜鞘、霊（生命の源・意識の源）など、至高至聖なもの、あるいは「神性」とも表現できるものが想定されていた（アーユルヴェーダ、ヨーガ文献、リラ自然音楽療法）（注１）。

このように種々の身体モデルを比較検討してみると、ガーバーの身体観の特徴として挙げた①多次元的身体、②非物質的な生命エネルギーは、それぞれの療法で独自の名称を持ちながら存在していることがわかる。スピリチュアルな身体モデルはその理論から、次の三つに分類できるだろう。

①からだを流れる非物質的生命エネルギーを考えるもの（東洋医学、アーユルヴェーダ、ホメオパシー）

②多次元的エネルギー体として、からだをとらえるもの（シュタイナー医学）

③上記の①と②を両方考えるもの（ガーバー、ヨーガ文献、リラ自然音楽療法）

なお、この分類から考えるとトランスパーソナル心理学は、人間に魂や霊魂などがあると想定する心理学なので、②の療法に分類できるだろう。

以上のように、各種のスピリチュアルな療法の身体観を比較すると、ガーバーの身体モデルとヨーガ文献の身体モデル、リラ自然音楽療法の身体モデルは、いずれも、身体の多次元的構造、高次元のエネルギーがチャクラを通じて低次元の体へ流れるとする考え方が見られるなど、互いによく類似したモデルとなっている。

これまでは、様々なスピリチュアルな療法の身体観を相互に比較検討してきた。それでは、この次に、スピリチュアルな身体が、肉体の健康とどのように結びついているか、この点について各療法の論考を一括して論じていく。

２．スピリチュアルな身体の役割

ガーバーは、スピリチュアルな身体の役割には、次のものがあるとしていた。

①エーテル体には、「肉体の鋳型」となって、肉体の三次元的な構造を決定する機能がある。また、エーテル体には、肉体の病気より先に障害が現れる。

②アストラル体は、人間の感情をつかさどる体である。感情は、内分泌腺の機能やホルモンの働きを通じて肉体に影響を与える。

これらの見解について、他の療法の考えと比較して、その内容を検討する。

①の観点について、他の療法でも同様な考え方が見られた。但し厳密に見た場合には、エーテル体が「肉体の鋳型」として肉体の構造的な設計図となっているとする理論は、シュタイナー医学だけに見られ、他の療法には見られなかった。

他方で、肉体の健康が、非物質的な生命エネルギーによって支えられている、あるいは、見えない体のエネルギーの滞りやバランスの乱れが肉体の病気の原因になっているとするのは、伝統医学、代替療法のどちらにも見られ、スピリチュアルな身体観をもつ療法に広く存在する考え方である。この点について、少し詳しく各療法の理論を見てみる。肉体の病気に先行して、生命エネルギーの流れの障害が出る、あるいはバランスが崩れるという説明は、中国医学、ホメオパシーに見られる。また、シュタイナー医学では、肉体、エーテル体、アストラル体の間の微妙なバランスが崩れると病気になるとして、肉体の病気の原因の多くは、見えない体にあるとしている。さらに、リラ自然音楽療法では、幽体が「病因の座」として、幽体の濁りがエーテル体を通じて肉体に現れるとしている。以上のような、病気の原因が、見えない体、非物質的生命エネルギーの流れにあるとする考え方は、病因や症状を物質的なものに還元して考える傾向の強い西洋医学では受け入れにくいものである。だが、このような考えに立つ療法が存在し、古来続けられてきたという事実がある。ゆえに、研究意義が十分あると考えられる。現在の病因論や健康論の幅広い見直しにつながるだけでなく、医療における身体観など根本的な問題を含んでおり、新たな視座をもって健康づくりを考察できるからである。

さて、ここでスピリチュアルな身体の役割についての検討に戻ろう。感情をつかさどる体があるという前述の②で示したガーバーの理論について考える。このような考えは、先に見たとおりヨーガ文献、シュタイナー医学、リラ自然音楽療法など他の療法でも見られる。但し、感情が肉体の健康に影響を与える筋道については、若干の説明の違いが見られる。簡単にその違いを見てみよう。シュタイナー医学では、アストラル体が感情をつかさどる体とされている。このアストラル体は肉体を分解・異化させる作用をもち、アストラル体の働きが肉体を維持させるエーテル体の働きを上回ると、肉体の健康が害されるとしていた。このように、アストラル体はエーテル体とバランスをとって肉体に働きかけ、このバランスが崩れると肉体に病いをもたらすと考えられている。他方、リラ自然音楽療法では、恨み、悲しみ、憎みなどの悪い感情の働きをつかさどる体として幽体があるとしていた。この幽体に悪感情は毒素としてたまり、この毒素がエーテル体を害し、やがて肉体の内分泌腺、血液、神経の働きに悪影響を及ぼして、肉体の健康を損なわせるとしている。内分泌に影響を与えるという点は、ガーバーと同じである。

感情が肉体の健康と深く結びついているとする見方は、「感情をつかさどる体」があるする考えをもたない療法にも見られる。例えば、ホメオパシーやバッチフラワー療法、シュタイナー医学では、専門家は患者の感情をよく観察し、患者にも自分の感情を語ることを推奨している。患者がどのような感情をもっているかが、レメディ（専用の薬剤）や治療法の選択など、治療内容を決める重要な要素の一つとなっているからである。さらに、東洋医学においても、七つの感情（「七情」）が激しく刺激されると、感情の種類に従って特定の臓器が害されるとしていた。また、心理療法においても、感情の問題が解決すると肉体の疾患が治るということが報告されている。一例として、プロセス指向心理学のワーク（心理療法）でも、肉体の病気に治癒が見られたとされている（ミンデル、２０００、ⅶページ）。

感情や心の働きと肉体の関連性の探求は、西洋医学でも注目されている課題である。心身症という言葉も一般的になりつつあり、ストレスが多くの病気の重要な素因として認められてきている。心身医学や精神神経免疫学という分野も生まれ研究も盛んに行われている。これまで見てきたように、伝統医学・代替療法・心理療法では、感情など心の問題が重視され、心のあり方が病気あるいは健康の原因にもなると考えられている。本論文でテーマとしている「見えない体」は、心と肉体のつながりを考察する上で、重要な要素になるのではないだろうか。次にこの点を論じよう。

３．「見えない体」・肉体・心の相互関係

ここでは、「見えない体」が、肉体や心とどのような関係にあるのかを、これまでのスピリチュアルな身体観の論述を踏まえて、考察する。図８の「見えない体」・肉体・心の相関図を用いて、これら三つの要素の相互関係を論じることとする。なお、この図における「見えない体」とは、各療法のスピリチュアルな身体モデルでの見えない体を総称的に指すものである。

線①は、見えない体が、肉体に対して生命エネルギーを送るなどして、肉体に影響を与えていることを示す。線①に示された「見えない体」と肉体の相互作用の一つの例が、エーテル体や気と、肉体の関係である。スピリチュアルな身体観によると、肉体はエーテル体や気などの生命エネルギーによって支

図８．「見えない体」・肉体・心の相関図

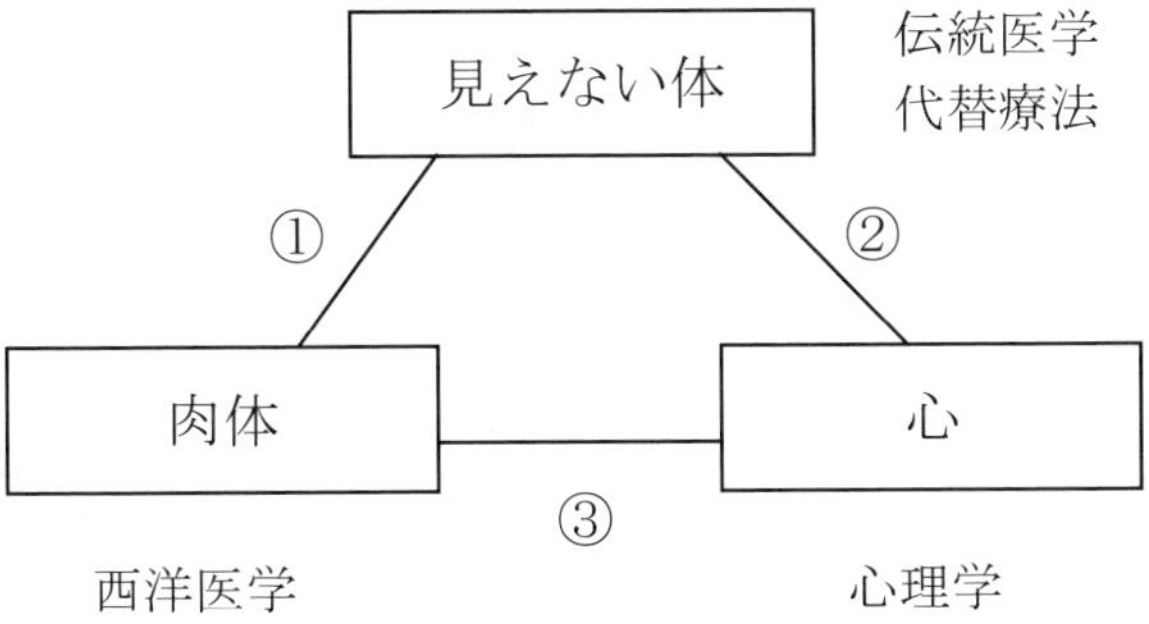

（筆者作成）

えられているとする。見えない体の異常は、時間をおいて肉体にも反映され、肉体の病気を招くという見えない体と肉体との相互関係も、線①に示される両者のつながりの一つである。

他方で、見えない体は心とも深く結びついている。線②がこの関係を示すものである。ここで心とは、精神や感情を含める幅の広いものとする。スピリチュアルな身体観に立つと、感情は見えない体を通じて肉体に影響を与えている。この関係は、図８において、線②（見えない体―心）と線①（見えない体―肉体）によって示されている。他方、線③は心身相関のつながりを示している。西洋医学においても、この線③の観点が重視されるようになってきたことは先に触れたとおりである。

伝統医学・代替療法では一般に、心の持ち方や感情が肉体の健康に大きな影響を与えるとし、肉体だけでなく、感情など人間の精神や心の側面に大きな関心を払う。西洋医学では、ストレスなど心の状態に注意を払うものの、肉体が療法の主たる関心の対象である。両者でこのように違いが生じるのは、身体観が異なるからと考えられる。これまで見てきたように、スピリチュアルな療法では、「見えない体」や「気」など非物質的エネルギーがあるとするスピリチュアルな身体観をもち、「見えない体」や「気」は肉体だけでなく心とも密接に結びついていると考える。この身体観があるので、感情など心にも関心が向くのであろう。スピリチュアルな身体観、そしてその身体観から生じる肉体、心とのつながりを説明する理論が一つの鍵となって、療法を施す人、受ける人の関心の的、行動を変えさせるものとなっていると考えられる。

西洋医学においても、線③に示される心身相関の問題は、研究されている。心や、心のあり方の反映である生活習慣によって多くの病気が生まれているともされている。生活習慣病などと呼ばれる病気もその一つであろう。もし、ここで心と肉体の間に「見えない体」を置くことによって、心身相関の現象が、より理解でき、より良い対策が生み出せるとしたら、「見えない体」という概念は十分検討に値するのではないだろうか。この検討のためには、「見えない体」があるのか、ないのかという問題を先に論ずべきとの立場もある。だが、これは今後の課題として、まず「見えない体」概念の有用性を論ずべきではないかと考える。これまで「見えない体」を前提にして様々な療法が古来実践されており、今現在も世界各地で種々様々なそのような療法が実在するという事実があり、このこと自体は無視できないからである。心身相関の問題を、見えない体を用いて理論的に説明でき、実際にその理論に基づく療法で成果が得られているのであれば、スピリチュアルな身体観が健康づくりの実践と研究の場でもっと活用されてもよいと考える。

筆者は、西洋医学を、人間の肉体ばかりを対象としており、「見えない体」を考えないので無価値であるとは考えない。西洋医学は西洋医学で、これも生命現象に対するアプローチの一つである。図８には、見えない体には伝統医学・代替療法、肉体には西洋医学、心には心理学、とそれぞれに学問、療法の名称を付している。それぞれは、それぞれなりの視角から、同じ人間を見ていると言える。前提とする視角、つまり各々の医学・療法の基本的枠組み（パラダイム）が違うので、同じ人間を対象としてはいるが、見るものが異なってくる。だが、どの療法も対象としているのは、いずれも同じ人間である。だから、人間の全体的なホリスティックな健康の実現を目指すとすれば、これらの学問・療法がもつ視点はいずれも重要であると考える。もし人間の真の健康という共通の目標に立つならば、各医学・療法は互いの否定ではなく、協調・協働の姿勢がとれるだろう。そこから、やがて人間の全体を癒すことのできる未来の医学・医療・療法が登場するのではないだろうか。この観点からも、各療法を結ぶ視座をもてるスピリチュアルな身体観は大きな価値をもつものと考える。

（注１）　スピリチュアリティを論ずるうえで、よく「神」の概念や神聖性などが語られる。これについては、「神」とは何か、それのみで非常に大きな論点となるが、次のことをここで確認しておきたい。インド

の古代哲学によれば、アートマン（漢訳「我」）と呼ばれる人間自我の本質は、宇宙の根本原理であるブラフマン（漢訳「梵」）と同一であるとされる（梵我一如）。この思想は、アーユルヴェーダにおいては、人間の構成要素に「真我」があることに現れている。他方、リラ自然音楽療法においても、霊(Spirit)という要素を置き、これは生命の源、意識の源としていた。この療法では、霊を「神」の火花、分霊であるとしており、人間には至高の存在である神の性質を本来的に宿した存在としている。これは、インドの古代哲学と同じ考えであり、興味深い一致である。この点については、第五章で「内在の神性」として論じる。

第二節　スピリチュアルな身体観の有用性

ここでは、スピリチュアルな身体観をもつことによって、どのような効用があるか、その幾つかを述べる。

１．ホリスティックな健康実現のための理論的基礎の提供

ホリスティックな健康とは、人間の肉体だけでなく、心や精神、そして霊性面までも含めた人間全体の健康を意味するものである。このような健康を考え、その実現を目指す医学がホリスティック医学である。

このホリスティック医学では、西洋医学、伝統医学、代替療法、そして心理療法など、様々な療法が利用されている。だが、すでに指摘したように、これらの療法には各々の身体観があり、どの療法にも共有されうるような共通の身体観はまだ存在していない。すでに述べたが、日本ホリスティック医学協会では、「ホリスティック医学の定義」を発表している。これは様々な療法の専門家が集まる同協会の共

通見解となるものであろう。その定義では、「人間を『体・心・気・霊性』などの有機的統合体ととらえる」（日本ホリスティック医学協会、１９９４、12頁）としていた。この定義の中の「有機的統合体」とは、「それら四つ（体・心・気・霊性）の要素が複雑に絡み合い関係しあいながら、一つのまとまった秩序をなしている」という意味だとされている（日本ホリスティック医学協会、１９９４、110頁）。また、アメリカのホリスティック医学協会を創始した神経外科医のノーマン・シーリー（Norman Shealy）は、人間に魂（soul）があるとし、『*Soul Medicine*（魂の医学）』という著書を著している。同著では、魂（soul）が医療にとって重要であり、代替医療の有効性が論じられている。だが、同著を見る限り魂とは何かが明らかにされていない。（Shealy＆Church、２００７）。

日米いずれのホリスティック医学でも、人間のスピリチュアルな側面が気、霊性、あるいは、魂として捉えられ、その健康づくりにおける重要性は認識されている。これは、人間のスピリチュアルな側面の尊重であり、大いに評価できる。さらに、本書で論じている「生命エネルギーの流れる多次元的身体」というスピリチュアルな身体観があれば、ホリスティック医学で盛んに利用される伝統代替療法の理解はより促進するのではないだろうか。本研究によるスピリチュアルな身体観からは、「魂」とは見えない体のことであり、「気」はそこを流れる生命エネルギーであると説明できる。そして、こうした五官では普通見えない人間の側面が、「霊性」であるとの説明が可能となる。このように、スピリチュアルな身体観は、ホリスティック医学の研究に理論的な基礎を提供し得るものである。

多次元的エネルギー身体というスピリチュアルな身体観は、西洋医学・伝統代替療法・心理療法など様々な医療の特性を理解しやすくし、お互いを相対的に関係づける道を開くと考える。もし、ある療法が多次元的身体の中でどのレベルの身体に、どのようなことを行っているかについて、適切な情報が得られれば、患者は療法選択の自己決定の道を広げることになる。西洋医学を含む特定の療法の提供者も、自己の行う療法が多次元的身体のどのレベルに働きかけるものか、その相対的な位置付けがわかれば、自らの療法の適用範囲がわかり、また他の療法で行われていることも理解出来る。こうした理解が広まることは、人々に最適な療法を選択させる機会を与え、ホリスティックな健康づくりが推進される。スピリチュアルな身体観は、このような肉体・心・魂を含めた人間全体のホリスティックな健康づくりの理論的な基礎を提供し得るものと考える。

２.「スピリチュアルな健康」論議への貢献

ＷＨＯの健康の定義改訂論では、スピリチュアルに良好な状態とは何か、共通の解釈がもてないことが議論を進める上での大きな障害となっているように思われる。議論を進める上では、スピリチュアルなものと宗教を区別しないと、宗教対立を招きかねない。また、健康の定義のなかに宗教の要素が入ると、無用の混乱や問題を起こしてしまう場合もあり得るだろう。

このスピリチュアルな健康とは何かを考える議論に、本書で論じたスピリチュアルな身体観が貢献できると考える。スピリチュアルな身体モデルは本書で行ってきたように、特定の宗教や文化から離れて、中立的に構築し得るものである。医療人類学などの知見によれば、医療に対する考え方は文化的な影響を強く受けるとされる。だが、医療や医学は、人間の体を対象とする限りにおいて、一定の普遍性をもつと考えられる。例えば、経絡や気の理論は中国で生まれたが、中国医学である鍼灸は、中国人以外の西洋人、アメリカの人にも、キリスト教徒にもイスラム教徒にも無神論者にも、人種、信条に関わらず効く。これは、人間がどこに生まれ、どこに育ち、何を信じ、何を信じていなかろうと、そのからだの構造自体は同じだからである。西洋医学による医療は現在、世界で幅広く行われているが、西洋医学は相手が西洋人でなくても有効性をもつ。スピリチュアルな身体モデルも、同じように普遍性をもち得るものであると考える。

それでは、スピリチュアルな身体観から考える「スピリチュアルな健康」とは何であろうか。それは、「見えない体を生命エネルギーがスムーズに流れている状態」と言えるだろう。そして、スピリチュアルな身体観から考えると、スピリチュアルな健康は、肉体の健康だけでなく、精神の健康、社会的な健康をもたらすもので、人間の全人的な健康の源泉である。

以上論じてきたようにスピリチュアルな身体観は、非宗教的なもので汎用性・普遍性をもち得るものである。しかもスピリチュアルな健康は、肉体・精神の健康や社会的な健康というＷＨＯの従来の健康の定義の内容と深くつながるものである。スピリチュアルな身体観は、人間のスピリチュアルな側面も含めた身体モデルを提供するという形で、WHOの健康の定義改訂論にも貢献できると考える。

3．代替療法の理解促進

代替療法は、その利用者が増えているだけでなく、医療行政側からもその非侵襲性や低コストなどの理由から、注目され始めている。現在、代替療法の効果についてのエビデンスを集める研究が進められている。

だが他方で、代替療法の理論や治癒機序は西洋医学では未解明のものが多く、医療関係者だけでなく一般の人々からも無理解や誤解が多く見られるようだ。これは、日本では明治以来、西洋医学を正統な医学としてきた歴史もあり、多くの人が西洋医学の前提としている唯物的な身体観からのみ、伝統療法を捉えるからではないだろうか。また逆に、西洋医学に対する強い不信感や反発から、代替療法が過剰な期待を受けることもある得る。いずれも、代替療法でどのようなことが行われているかが理解しにくく、神秘的にも見えることが一因となっていると思われる。

ここで、スピリチュアルな身体観を示すことで、伝統療法で行われていることをある程度、理論的に説明でき、人々に理解されやすくなる道が拓ける。多次元的身体とそこを流れる生命エネルギーというモデルを利用すれば、伝統療法を肉体以外ではなく「見えない体」にも働きかける療法という視点が生まれ、伝統療法の特性が理解しやすくなる。

４．スピリチュアル・ケアでの利用

スピリチュアルな身体観が必然的にもたらすものは、「死」についての新しい見方である。この身体観によると、肉体は人間のすべてではなく、肉体に重なって別な体がある。死とは肉体に生命エネルギーが流れなくなってしまうことであり、物質的な身体である肉体が朽ち果てても「見えない体」で人は「生き」続けることができる。「見えない体」がある限り、感情や精神などの働きが発揮できるからである。このように、スピリチュアルな身体観では、宗教とは別な角度から、死について語ることを可能にする。

末期患者は、「死の恐怖」、「死んだらどうなるのか」、「病気の苦しみの意味」、「生きることの意味」などスピリチュアル・ペインと呼ばれる苦痛を抱える、このような課題に対するケアがスピリチュアル・ケアであった。スピリチュアル・ケアにも、スピリチュアルな身体観は貢献できる。その身体モデルから、死を語ることができるからである。本書の第一章では、福島大学教授の飯田が、「科学的スピリチュアルケア」と名付けるスピリチュアルな人間観にもとづく末期患者へのケアに関する論考を紹介した。このように、スピリチュアルな身体観は、スピリチュアル・ケアの分野でも利用が可能となる。

第五章　スピリチュアルな身体観が拓く未来医学への道

本章では、スピリチュアルな身体観には段階的な進化があることを論じる。その上で、スピリチュアルな身体観から、どのような新しい医学がうまれるか、その未来医学の姿を展望する。

第一節 スピリチュアルな身体観の三段階進化

種々の代替療法におけるスピリチュアルな身体観を相互に比較すると、次のような段階的進化があることが観察される。

第一段階、非物質的エネルギーを考える
第二段階、「見えない体」を考える
第三段階、「内在の神性」を考える

これは、各種の代替療法の優劣を示したものでは決してない。様々な療法の身体観を、人間のスピリチュアルな側面をどう捉えているかという理論的観点から大別し、段階別に並べたものである。以下に、各段階について論じる。

１．第一段階、非物質的エネルギーを考える

この段階の身体観は、非物質的エネルギーが存在しそれが人体に作用していると考えるものである。非物質的エネルギーが人体に流れている、あるいは影響を与えると考える身体観である。この非物質的エネルギーは、東洋医学の気、ヨーガのプラーナ、ホメオパシーのバイタルフォースなど様々な名称で呼ばれている。これらのエネルギーは近年、「サトル（微細）エネルギー」とも総称されている。

この段階の身体観は、非物質的なエネルギーの実在を想定する点で、この世は物質のみからなるという唯物主義的世界観の枠を超えている。非物質的エネルギーを考える意義はこの意味で非常に大きい。だが、「見えない体」を考えない限り、人間観、身体観自体には根本的な変化は生まれない。また、非物質的エネルギーがなぜ物質からなる肉体に影響するのか、現象の理論的な説明に不明瞭な部分が残ってしまう。現代医学では、人体の「機能」を考える生理学と「形態」を論じる解剖学が医学の両輪として考えられている。この機能と構造という視点に立てば、非物質的エネルギーという機能（働き）には、その機能を支える構造を次に想定できることとなる。非物質的エネルギーを流れさせる構造が「見えない体」である。

２．第二段階、「見えない体」を考える

この段階での身体観は、人間には「見えない体」があるとする。第一段階で考えた非物質的なエネルギーは、非物質的なエネルギー身体である「見えない体」を流れていると考える。また、「見えない体」は、感情や心など精神や意識の作用と深い結びつきがあると考えられる。「見えない体」を考える段階において初めて、非物質的エネルギーが肉体にどのように作用するかが、ある程度合理的に説明できるようになる。また、心や精神が肉体にいかに作用するか、心と体をつなぐ手がかりが得られる。

さらに、「見えない体」を人体の構成要素として考えることは、「死」に対する考え方を変えてしまう。いわゆる「死」は、肉体から「見えない体」が離れることとなり、「死」は人間の終わりではなくなる。このことからも、「見えない体」を考えることは、唯物的身体観からの大きな飛躍である。

「見えない体」に関する理論内容は種々の療法において異なるが、その理論の元となっているものは、次のように分類できるだろう。

①ヨーガ（古代インド哲学）
②神智学
③スピリチュアリズム

④その他（霊能者による知覚など）

右のそれぞれの項目の中でも、様々な理論がある。

『バイブレーショナル・メディスン』のガーバーは、ヨーガと神智学の文献から、多次元的エネルギー体というモデルを構築していた。シュタイナー医学は、人智学に基づく医学である。人智学は、シュタイナーが神智学協会に所属した後に作り出した体系である。その他、ホリスティック医学の医師でホメオパシー療法医であるクリスティン・ペイジ博士も、自らの治療理論に、神智学のアリス・ベイリーから学んだとする人間の多次元的な身体観を取り入れている（ペイジ、２００６年、62-113頁）。ペイジ博士は、アメリカの学会であるＩＳＳＥＥＭ（サトル・エネルギーとエネルギー医学研究の国際学会）の会長を務めた人物でもある。

スピリチュアリズムは、十九世紀欧米に始まった霊魂の科学的な研究を行った心霊研究に基づく体系である。リラ自然音楽療法は、スピリチュアリズムが発展して成立したネオ・スピリチュアリズムに基づいている。

「見えない体」を考えることは、非物質的エネルギー、感情や心など人間の精神がいかに肉体に左右するかを説明する上で、大きく役立つ。この身体観は、「人間は肉体のみ」とする身体観を全て退けるものでなく、非物質的な、スピリチュアルな次元へと拡張させるものである。だが、この「見えない体」だけを考える段階では、人体に流れるエネルギーの源泉はどこにあるか、多くの代替療法で人間に備わっているとしている自然治癒力の源は何かについて、説明が困難となると思われる。そこで、さらにもう一つの要素を考える必要が生じる。

３．第三段階、「内在の神性」を考える

この段階での身体観は、「見えない体」の他に、「内在の神性」を考える。神性が人間に内在していると考えることは、人間には本来、神のような性質と能力があると考えるものであり、人間に対する考え方を第二段階の「見えない体」を考える身体観からさらに飛躍させるものである。この段階の身体観では、「内在の神性」は「見えない体」の最も奥にあるもので、ここからのエネルギーが、多次元に及ぶ「見えない体」を通じて、肉体へ流れていくとされる。また、「内在の神性」は人間に自然治癒力があることを理論付けるものとなる。

この段階の身体観をもつのが、リラ自然音楽療法である。この療法では、「内在の神性」は、「霊（神の分身、生命と意識の根源）」と表現されている。また、ヨーガ文献では、人間の根源に「真我」という究極的な存在があるとしている。ヨーガ指導者のスワミ・ヨーゲシヴァラナンダは、真我を「五つの鞘の支配者」、「真我から生命の活動力が放射される」としており、古代インドの奥義書『ムガンダ・ウパニシャッド』Ⅱ‐二‐九には、「黄金の創りの極上の鞘の内部に、汚れなき無可分なる絶対者ブラフマン

は包まる」との記述があることを紹介している（スワミ・ヨーゲシヴァラナンダ、1985、431、439、442ページ）。

その他の療法でも、「内在の神性」について触れている療法家がいる。フラワーバッチ療法の創始者イギリスのエドワード・バッチは、創造主の子供である「魂」と呼ぶものが人間にあるとし、「人には『高我』(True Self)、すなわち『魂』(Soul) があり」、「魂は聖なる、力強い存在、万物の創造主の子供であり」、「魂、すなわち『高我』(Higher Self) は、全能者の火花であるがゆえに、無敵であり不滅です」と述べている（バッチ、2005、148頁）。「内在の神性」は、ここでは「魂」という言葉で表現されている。

このように「内在の神性」について考える療法が幾つか存在しており、「内在の神性」を考えるスピリチュアルな身体観を検討する余地は十分ある。

これまで、スピリチュアルな身体観の段階的進化を論じた。新しい身体観による新しい医学である未来医学を考えるには、最終段階の身体観をもとに考えるのが望ましいと考える。リラ自然音楽療法は、「内在の神性」と「見えない体」を考える療法で、「内在の神性」を大きな柱とした理論と実践を備えている。そこで次に、再度リラ自然音楽療法の身体観を検討し、その後で未来医学について論じる。

第二節 「内在の神性」と「見えない体」から始まる未来医学

未来医学とは、人間に「内在の神性」と「見えない体」があると考える医学である。浅学の筆者には真に身にあまるテーマではある。だが、リラ自然音楽療法の山波言太郎がこれについて論じているので、それを参考にしながら、未来医学の姿の展望を試みる。現代医学が人類に真の健康をもたらす未来医学へと発展していくためにも、拙論が踏石となることを願う。

１．未来医学とホリスティック医学

ここで論じる未来医学とは、「人間は肉体のみ」とする身体観に基づく現代医学の延長線上にある医学ではない。それは、人間に「内在の神性」と「見えない体」があると考える、新しい人間観に基づく医学である。リラ自然音楽療法の山波言太郎は、未来の医学は、「内在の神性」（霊）と「見えない体」（媒体）を考える医学だとして、次のように述べている。

すべての病気を消すホリスティックな未来医学があるとすれば、それは霊と媒体の二つを前提として（仮説として）許容する寛大なところがなければ、決してその全貌は見えてこないだろう。（山波、２００８、61頁）

リラ自然音楽療法の基盤となっているネオ・スピリチュアリズムの人間観を考えると、山波の主張がよく理解できる。人間とは何か、人間とはどのような構造をもつか、これは全ての出発点となる問題である。現代医学は、「人間は肉体のみ」という人間観に基づいて成立している。他方、本書で扱った代替療法では、スピリチュアルな身体観について、既に論じたように三つの段階があった。身体観が異なれば、健康観、病気観、死生観、病気への対応法、医療の目標など、全てが異なってくる。未来医学では、人間は「内在の神性」と「見えない体」があるとする身体観をもつ。

ここで、未来医学とホリスティック医学の関連性について述べる。ホリスティック医学とは、人間を肉体だけでなく、精神や心を含めた全体的な存在として捉えようとする医学である。両者は、「人間は肉体のみの存在」とは考えず、人間を全体的に捉える志向をもつ点で共通している。他方で、異なるところがある。身体観である。

ホリスティック医学の身体観については、日本ホリスティック医学協会の定義を参考にして論ずる。前述したが、日本ホリスティック医学協会では、ホリスティック医学は、「ホリスティック（全的）な健康観に立脚する」と定義して、「人間を『体・心・気・霊性』等の有機的統合体と捉え」るとしていた（日本ホリスティック医学協会、２００７、１３頁）。人間に「気や霊性」があると認めていること、スピリチュアルな身体観をもつ代替療法を積極的に取り入れていることは、ホリスティック医学の大きな特徴となっている。また、身体観という観点から見ると、「気」や「霊性」が人間にあるとし、スピリチュアルな身体観を許容している。だが、「霊性」とは何を指すかなど、身体観のモデル自体は療法や論者によって異なっており、医学として共通のモデル化や理論化はこれからの課題となっているようである。

そこで、未来医学を考察するに当たり、「内在の神性」と「見えない体」を考える身体観をもつリラ自然音楽療法のネオ・スピリチュアリズムの身体観を参考にしたい。

２. ネオ・スピリチュアリズムのスピリチュアルな身体観

未来医学は、肉体の他に「内在の神性」と「見えない体」が人間にあると考える（現象理解のモデル（仮説）として採用する）。三者の相互関係の図式は、次のようになる。

内在の神性→見えない体→肉体

内在の神性が、生命と意識の源で、ここから非物質的エネルギーが見えない体を通じて肉体に届き、肉体に生命と意識が発現する。これが、基本的な身体観である。

第三章で論じたが、リラ自然音楽療法の基にあるネオ・スピリチュアリズムは、内在の神性、見えない体を考えるものであった。ネオ・スピリチュアリズムは、リラ自然音楽療法を理解するものとしては十年以上、また日常生活での肉体や心理の諸現象を説明する人生指導原理としては一九八五年の誕生以来二十年以上にわたり実用に供している。そこで、その身体モデルは、この期間の実践・実用に供してきたことからも、有用性が十分あると考えられる（注１）。よって、未来医学の身体モデルの構築にあたっては、ネオ・スピリチュアリズムの身体論が重要な参照先となるであろう。

そこで、ネオ・スピリチュアリズムの身体観を再度論じる。なお、以下の部分は、ネオ・スピリチュアリズムを創造した桑原啓善（ペンネーム、山波言太郎）の著作と、リラ自然音楽療法セラピスト熊谷えり子の論文を参考にさせて頂き、まとめたものである。

図９．ネオ・スピリチュアリズムの身体観

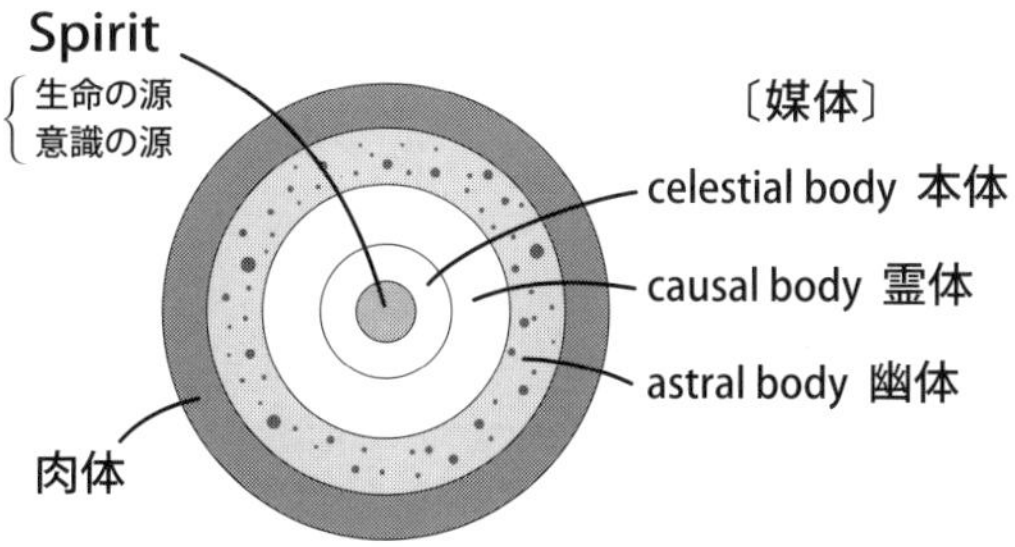

（出典：山波，2007a，58 頁）

ネオ・スピリチュアリズムの身体論

（１）人間は霊・媒体・肉体の三重構造体

ネオ・スピリチュアリズムでは、人間を霊・媒体・肉体の三重構造体としている（図９．ネオ・スピリチュアリズムの身体観）。霊は、

図 10.　幽体の濁りが病気など災厄の原因

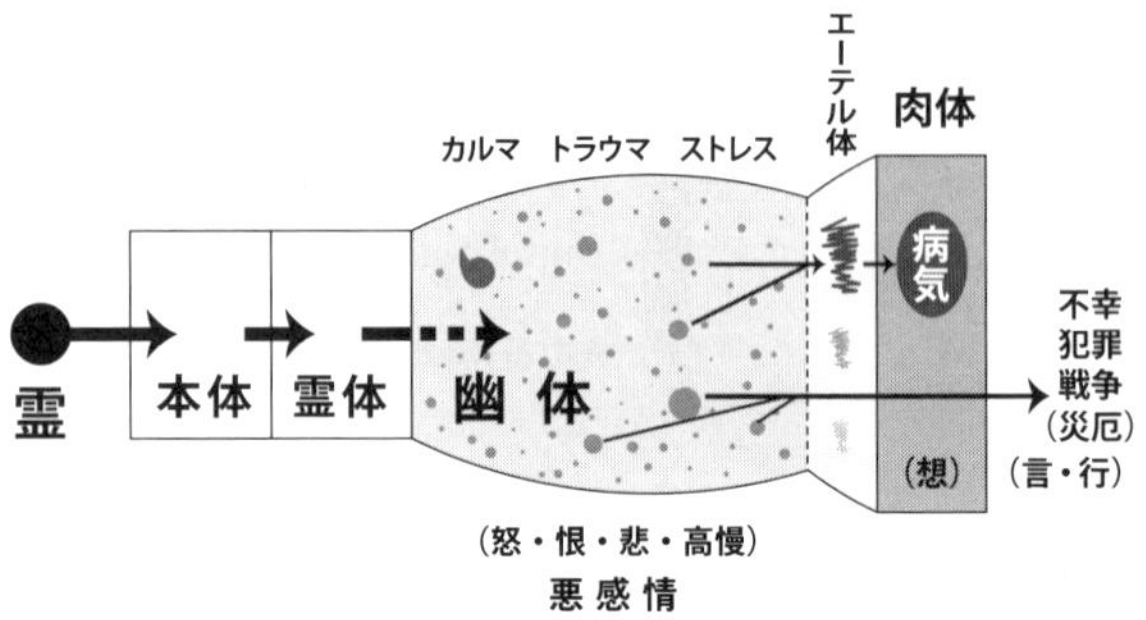

（出典：山波, 2007a, 59 頁）

「内在の神性」にあたるもので、「神の分霊」、「不滅・永遠の生命」、「生命と意識の本源」で、人間の本質とされる。

媒体とは、生命の本源である霊と物質界で働く肉体をつなぐ見えない体で、それぞれ役割がある。媒体は、波動が霊に近い精妙なものの方から本体（神のような愛と英知の媒体）、霊体（真善美を分別する理性の媒体）、幽体（感情、特に悪感情の媒体）と主に三つある。幽体は感情、特に悪感情をもつと働く媒体で、人間の病気や心の働きと密接な関わりがある。

（２）幽体の働き

幽体は、人間が日常生活で行う悪意（自己中心性）の言行想を黒印として記録する（図10・幽体の濁りが病気など災厄の原因）。霊は生命の根源であり、霊からの光は、本体、霊体、幽体を通じて、肉体に届く。ところが、過去の悪しき言行想で幽体が黒くなり濁っていると、肉体に霊の光はそのまま届かない。幽体の濁りによって、幽体と肉体を接着させる補助的な体であるエーテル体に曇りが生じる。エーテル体は東洋医学でいう気が通るところで、気の流れが滞って、肉体が病気になる。幽体の濁りは、病気だけでなく、犯罪、事故、トラブルなど災厄を引き起こす。国民多数の幽体が濁れば、戦争を招く。また、波長の法（人間は、自己の幽体が発する想念と同じ波長をもった人や霊魂の想念と四六時中交流しているという原理）によって、濁った幽体には、悪意をもつ邪霊などの想念が共鳴して、人間の想念はその影響を受ける。

逆に、愛の言行想は幽体をきれいにする。幽体がきれいだと、生命と意識の根源である霊の光は、幽体で濁らされることなく肉体まで届き、健康になる。それだけでなく、愛と英知をもった精神の持ち主となる。波長の法で、守護霊ともつながり、守護を受ける。

このように幽体の濁りが病気の原因であるので、病気は、薬や手術で治しても、幽体が濁ったままだと、病気が再発するか、別な形の災厄として現れてくる。病気や事故、トラブルなど災厄は自分の言行想が作ったもので、自分の幽体の濁りを警告してくれる、本来有難いものである。病気、トラブルなど災厄不幸の解消法は、幽体をきれいにする以外になく、これは日常生活の言行想を愛で行なうことで実現する。

以上が、ネオ・スピリチュアリズムの身体観の概略である。「内在の神性」である霊と「見えない体」である媒体がどのように肉体と心に関わっているかが説明されている。その特徴は、病気の原因が「見えない体」にあると提唱していること、心の働きと「見えない体」との関わりを示し、人間の心と病気の間の関係を説明していること、また、日常生活で愛を実践することを奨励していることなどである。肉体、心、「内在の神性」、「見えない体」、日常生活の姿勢、といったこれまで個々別々のものと考えられてきたものを、相互に密接に関連した一体のものとして説明している。ホリスティックな視点をもち、未来医学の身体モデルとしてふさわしいものと考えられる。そこで、次に、このネオ・スピリチュアリズムの身体観を基本原理として未来医学が構築されたとき、どのようなものになるかを論じる。

3. 未来医学の姿を展望する

人間に「内在の神性」と「見えない体」があると考える未来医学が、ネオ・スピリチュアリズムの身体モデルを取り入れたとき、どのような姿になるか、「人は肉体のみ」とする現代医学と対比させて論じてみたい。未来医学の姿を論じるにあたり、リラ自然音楽療法の山波の数々の論考を参考にさせて頂いた（山波、２００２、164-174頁、２００６、３-４頁、２００８、61-62頁など）。

未来医学の特徴には、次の内容が考えられる。

①「見えない体」を癒す
②病気を有難いものと考える
③自然治癒力を発揮させる

④心を重視し、人格向上を促す
⑤死を終わりと考えない
⑥全人類、地球全体の癒しを目指す
それぞれについて説明する。

①「見えない体」を癒す
未来医学は、心身の病気の原因は、「見えない体」の濁りにあると考える。肉体は、「見えない体」の状態が映し出された、いわば影であるから、「見えない体」の改善浄化を第一義とする。他方、現代医学は、病気の原因は、物質からなる肉体と病原体など外からくる物質にあると考え、薬や手術といった物理的手段で肉体に現われた病気に対処する。未来医学からこれを見ると、「見えない体」が濁ったままだと、肉体の病気が消えても、原因である「見えない体」の濁りはそのままなので、病気の再発、あるいは、事故、トラブルなど他の形で災厄が起こるので、根本的には対処されていないと考える。

②病気を有難いものと考える
未来医学は、病気を、「見えない体」の濁りを教え、「見えない体」の浄化へ人間を向かわせる有難いものと考える。人は病気があるから、「見えない体」が汚れていることを知ることができる。確かに、病気は辛く、苦しいものである。けれども、その辛さ、苦しみがあるから、人はそこから抜け出ようと努

力を始める。自己を振り返り、それまでの生活や考え方を変えていく。気付きや反省も生まれる。やがては、「見えない体」や「内在の神性」について知り、愛の日常生活を送るようにまでなる。このとき、「見えない体」がきれいになるので、病気が解消するだけでなく、幸福にもなっていく。このように考えたとき、病気は、災いではなく、終局的には人間を良い方向へ導いてくれる貴重な経験として受けとめられる。現代医学では、人間を肉体のみと考えるので、病気は、肉体の正常な活動を阻害して、人を苦しめるものという、否定的な捉え方しかできない。だが、「見えない体」を考えることで、病気の受けとめ方が根本的に変わってしまう。

③自然治癒力を発揮させる

未来医学は、人間に「内在の神性」があると考え、人には本来、自然治癒能力が備わっているとする。「内在の神性」とは神の分霊で、神は至高至上の力と英知と愛をもつ、何ものにも犯されないものである。ここから、病気を癒す力が人間の内部に本来的に備わっていると考える。そして、自然治癒力が発揮されないのは、「見えない体」に濁りがあるからだとする。他方、現代医学では、自然治癒力についてほとんど考えない。人間の内部に病気を自分で治す力があるとは考えず、薬や手術など外から病気を治さないといけないと考える。「内在の神性」を考えることは、人に治癒をもたらす源泉について、新しい視野を与え、病気の癒しの手段や手法を大きく変えるものである。

④心を重視し、人格向上を促す

未来医学は、人間の言行想が「見えない体」に日夜刻まれていると考える。また、「見えない体」は想念波動をもち、波長の法で他者や霊魂の想念といつも交流していると考える。そこで、良い心、愛の心をもつ人間になること、つまり人格向上が、病気や事故、トラブルなど災厄を克服する方法であると考え、他の方法では根本的な解消はないと考える。他方、現代医学では、ストレスや心身症など、心身相関が考えられつつある。だが一般に、心・精神、人格と肉体の健康は全く別なものとして取り扱われている。

⑤死を終わりと考えない

未来医学は、「内在の神性」を人間の本質と考え、「死」を終わりと考えない。「死」とは、見えない体と内在の神性から肉体が分離することと考える。人は「死後」も他界で「見えない体」をまとって生き続ける。また、魂の再生を考え、前世の行いの結果が現世に出てくること（カルマ）を考える。他方、現代医学は、死は終わりとする。肉体の存続が至上の価値で、死に対して肯定的な意味付けが困難である。死を迎える終末期患者に対してもできることが限られる。病気の原因として、カルマなどは考えない。未来医学では、死に積極的な意味を持たせられるだけでなく、終末期患者へも「見えない体」への癒しが可能である。病気の原因も、カルマを考えることで、幅広く考えることができる。

⑥全人類、地球全体の癒しを目指す

未来医学は、全てのいのちは一つと考え、全人類、地球全体の癒しを目標とする。未来医学は、人に

「内在の神性」があると考え、人間の本質は創造者たる神の分霊であるから、人は、全ての人、全てのものとつながっている、一つであると考えるからである。ここから、個人だけでなく、全人類、地球全体を癒すことが目標になってくる。リラ自然音楽療法の山波は、万人がつながっていることを「人類相関」と表現して、次のように述べている。

病気は心（本心、ストレス・トラウマ・カルマが巣食う潜在意識の在所である幽体、即ち魂）の浄化で消える、消せる。最終の魂の浄化・進化で病気は消滅する。個人においてそうであるが、人類は一人一人が一粒ずつの細胞で構成される一個の人体とも言える。人類相関の原理から、人類全体の魂の進化をはかることが、病気を癒す真の医学の道である。これがホリスティックの真の意味でもある。これは霊と媒体の存在を認めない限り、結論は見出せないだろう。

（山波、２００８、61頁）

右の引用文中では、ホリスティックの意味するものを従来の個人全体から、人類全体にまで拡張させている。これは「内在の神性」を考える未来医学の最大の特色と呼べるもので、個人の病気解消は、その個人とつながる全人類の「見えない体」の浄化によって達成できるという原理を述べたものである。

この全人類の魂の浄化という視点は、現在の人類が置かれた環境では、極めて重要なものとなる。科学技術の発達した現在、核や化学・生物兵器など、一人でも無数を殺傷できる技術を人類は手にしている。また、現代は、政治、経済、物流、情報などで世界が一体化し、一地域の問題が容易に国全体、地球全体に広がる可能性を持っている。「見えない体」が汚れた悪意の人が一人でもいる限り、人類が大きな危害を受ける可能性は消えず、人類の存続は保証しえないのではないだろうか。この現状を直視するならば、人類全体の「見えない体」の浄化、魂の癒しが重要な課題となってくる。また、未来医学では、世界全体が健康になって初めて個人の真の健康も実現すると考える。世界全体と個人は、本質的には一つで、皆つながっていると考えるからである。

全人類の心身の健康や人格向上を目指すという考え方は、「内在の神性」や「見えない体」を考える未来医学によって初めて出てくるものであろう。「内在の神性」や「見えない体」を考えるとき、個人と個人はつながっていて人類は一つ、だから、人類全体の癒しも可能であるとする発想が生まれる。現代科学、現代医学の「人は肉体のみ」とする人間観からは、「人類は一個の人体」であるという考えは生まれない。ここからも、「内在の神性」と「見えない体」を考える未来医学が、地球に誕生することが切望される。

「内在の神性」と「見えない体」を考えることは、現代医学に全く新しい視点を加えるだけでなく、人類の存続が関わる程の大きな意味があると論じてきた。霊魂、魂について、私たちは、思い切って大きく考えを変え、さらに医学のあり方も変わっていく必要がある。未来医学は、霊魂の姿、働きを合理的に捉え直した結果生まれる医学で、「内在の神性」や「見えない体」といった人間のスピリチュアルな側面と肉体とのつながりを示し、日常生活を愛で送ることの重要性を説くものである。未来医学は現代社会で医学が置かれた位置からさらに大きく広がったものになると考えられ、筆者が論じられたのはほんのわずかである。今後さらに、多くの方々によって人類全体の真の健康を考える未来医学が論じられ、現実に地球に誕生することを望む。そのときこそ、人類全体が、健康と平和、そして美しい環境を享受している新しい時代であろう。そのような新時代の到来のために、本書がわずかでも役立つことを願っている。

－了－

（注１）　ネオ・スピリチュアリズムの有用性に関して、ネオ・スピリチュアリズムに基づくリラ自然音楽療法において生起することが参考になる。リラ自然音楽療法の効果について、山波言太郎は、次の調査結果を報告している（二十一世紀の未来療法、魂まで癒す『リラ自然音楽セラピー』リラ自然音楽療法研究センター発行『ＬＹＲＡ通信』第二十六号二〇〇七年）。二〇〇六年九月期のアンケート調査では、この月にセラピーを受けた二百五十五人中、身体の改善（体力ついた・病気改善）があった人が四十五％（百十六人）、精神の改善進化（人柄進化・心の悩み改善）があった人が七十一％（百八十二人）、という結果となっている。

また、リラ自然音楽セラピストの熊谷えり子が、セラピー受講者にどのような身体的、精神的、社会的な変化があったかを百七十九名のアンケート調査をもとに報告している（「リラ自然音楽セラピーの効果の〈資料〉」『ＬＹＲＡ通信』第二十八号二〇〇八年）。そこでは、百七十九人全員の報告書を読んだ結果、①身体と心の疾患の改善が見られる、②ストレス・トラウマ・カルマ等の改善・解消がある、③魂の進化が起こることが実感できると論じられている。

リラ自然音楽療法は幽体浄化の療法だとされており、この療法を受ける人に心身の病気改善、人格向上（魂の進化）が観察されている。ネオ・スピリチュアリズムの身体モデルと合致した現象が起きている。

おわりに

今の世の人々が、魂をどのように考えるかについて、興味深い世論調査が最近の新聞に発表されていました。二〇〇八年五月三十日の読売新聞の紙面に掲載されていた日本人の宗教観に関する世論調査です。それによると、「あなたは、死んだ人の魂は、どうなると思いますか。次の中から一つだけあげてください」の問いに対する答えと割合は次のようなものでした。生まれ変わる（二十九・八％）、別の世界に行く（二十三・八％）、消滅する（十七・六％）、墓にいる（九・九％）。魂は存在しない（〇・九％）、その他（〇・九％）。回答で、生まれ変わる、別の世界に行く、墓にいると答えた人の割合を合計すると六割強になります。現代の日本人は魂があると考える人が多くなっているようです。

しかし、魂が、「見えない体」として私たちの身体に備わり、日常生活に密接に関わるものとしては、今だ考えられていないと思います。ここに「見えない体」を考える重要性があります。魂が、死後の問題ではなく、この世で生きている私たちの問題となるからです。

「見えない体」が感じられる場合もあることを知って頂きたく、「見えない体」を感じた私の体験を紹介したいと思います。リラ自然音楽療法のセラピーでの体験です。セラピーでは会場で、簡易ベッドに横になってリラ自然音楽を聞きます。セラピー中多くの人が眠ってしまいます。このセラピーを受けて、私が何度も経験しているのが、二度目覚めるという現象です。セラピー中の眠りから目覚めて、自分がセラピー会場にいるのがわかる。だが、しばらくするともう一度目覚める。この二度目の目覚めでは当初のセラピー会場にいて、確かに肉体をもった私が眠りから覚め、起き上がったりする。すると、その前の目覚めは何だったのか。あのリアルな感じは？　この一度目の目覚めは肉体の中の「見えない体」が体験した目覚めで、二度目の目覚めは「肉体」の体験した目覚めであると考えると納得できます。一度目に目覚めたときの私は確かに「体」をもち、いつも体験しているセラピー会場と似たような場所にいたのです。このときに私がまとっていた体は、物理的な肉体でなく、「目えない体」であったと考えられます。このような体験は、私だけでなく、他の人も体験しており、リラ自然音楽療法の研究誌によると、このような「二度覚醒」を四十四人中十二人が体験したことが報告されています（リラ自然音楽療法研究センター発行『ＬＹＲＡ通信』第29号9頁）。

「見えない体」を考えると何がもたらされるのでしょうか。二十世紀には、目に見えない素粒子の世界を考えることで、量子物理学という新たな物理学が誕生し、光は粒子であると同時に波動であるわかり、それまでの世界観に大きな変化がもたらされました。私たちが今迎えているこの二十一世紀に、大きな世界観の変化をもたらすものは、「見えない世界」ではないでしょうか。そして、この目えない世界は、「見えない体」として、私たち一人ひとり誰にも備わっているものなのです。

本書では、この「見えない体」が存在することを、スピリチュアルな身体観をもつ療法を通じて論じてきました。そして、「見えない体」を考えることから、地球全ての人の本当の健康を考える未来医学が生まれ、地球の未来もあることを述べました。なぜ「見えない体」が重要なのでしょうか。

医学を例に考えましょう。現在の医学の抱える問題は多岐に渡ります。増え続ける生活習慣病や癌患者、鳥インフルエンザの大流行の恐れ、医師不足など。他方、現代医学で大きな期待をかけられている遺伝子治療や臓器移植は、差別や犯罪、倫理面など様々な問題を抱えたままです。「人間は肉体だけの存在である」という唯物的人間観、そして科学技術の進歩で全ては解決されるとする楽観論の限界が、ここにも表れていると思われます。

医学だけでなく、教育、政治、経済、産業、環境などでも、唯物的世界観に立って解決策を探りながら、最後には「いかに人々の心を良くできるか」という大きな限界に突き当たってしまうという構図があるように思われます。科学や科学技術が悪いというのではありません。それを用いる人間の心が良くならない限り根本的な解決はない、唯物的な世界観と楽観的な科学技術万能論では、人類と地球の健康と平和は脅かされ続けるのではないかと問題提起をしているのです。人類が存続していくためには、現代文明が根底から新たなものに変わるべきではないでしょうか。私は、人類が、自ら自身と地球環境を破壊する現在の道をたどり続けるほど愚かではないと信じています。そして、現在の病める人類と地球を救うのが、本書で論じた「目えない体」が存在すると考え、心・精神がいかに大切かを知り、ここから一人ひとりが行動していくことだと信じています。皆様、一緒に「見えない体」について考えてみませんか。そして、未来医学への道を共に築き、私たちの手で人類と地球の明日を創っていきませんか。

本書が、人々と地球に真の健康と明るい未来がもたらされることの一助となることを願ってやみません。

参考文献

（五十音順。本文中で引用した文献には＊を付しました。）

＊青木聡（２００１）「プロセス指向心理学の基礎理論」、藤見幸雄・諸富祥彦編著『プロセス指向心理学入門』春秋社、40－51ページ。
青山圭秀（１９９７）『大いなる生命学』三五館。

飯田史彦（２００３）『[決定版]生きがいの創造』ＰＨＰ研究所。

飯田史彦（２００７ａ）『生きがいの創造Ⅱ』ＰＨＰ研究所。
＊飯田史彦（２００７ｂ）『生きがいの創造Ⅲ』ＰＨＰ研究所。
＊池上正治（１９９８）『伝統医学の世界』エンタプライズ。
＊池上正治（１９９２）『「気」で観る人体』講談社。
＊石川秀実（１９９０）「気と身体」、湯浅泰雄編『気と人間科学』平河出版社。
石川秀実（１９８７）『気・流れる身体』平河出版社。

石川光男・高橋史朗（１９９７）「対談／今なぜ、ホリスティック医学・教育なのか」『現代のエスプリ』３５５号、至文社。

イリオパウロス，シャーロット（２００６）『現代医療の治療効果を高める補完代替療法』産調出版。

ウィークス，ノラ、林陽訳（２００４）『心を癒す花の療法』中央アート出版社。
＊ヴィソルカス，ジョージ、白勢京子訳（２００２）『新世紀の医学　ホメオパシー』国際語学社。
上野圭一＆ＣＡＭＵＮｅｔ（１９９８）『いまなぜ代替医療なのか』徳間書店。
＊上野圭一（１９９４ａ）『ヒーリング・ボディ［からだを超えるからだ］』海竜社。
＊上野圭一（１９９４ｂ）「ホリスティック医学―その意義と背景」、日本ホリスティック医学協会『ホリスティッ

ク医学入門』柏樹社。
上野圭一（２００３）『補完代替医療入門』岩波書店。
＊上馬場和夫（１９９５）『なぜ人は病気になるのか』出帆新社。
＊臼田寛・玉城英彦（２０００）「ＷＨＯ憲章の健康定義が改正に至らなかった経緯」『日本公衆衛生雑誌』第47巻 第12号、1013‐1017頁）。
エドワーズ，ハリー（１９９１）『霊的治療の解明』国書刊行会。
＊エバンズ，マイケル、ロッジャー，イアン、塚田幸三訳（２００５）『シュタイナー医学入門』群生社。
大住祐子（２０００）『シュタイナーに〈看護〉を学ぶ』春秋社。
＊岡野守也（２０００）『トランスパーソナル心理学』増補新版、青土社。
＊奥平明観（１９９９）『邪気論‐見えない身体への一歩‐』医道の道社。
＊帯津良一（２００３）「身体を超えて―ホリスティック医学への道筋」、野村敏晴発行『地球人1号』ビイング・ネット・プレス、18‐23頁。
＊ガーバー，リチャード、真鍋太史郎訳（２００２）『バイブレーショナル・メディスン』日本教文社。
Gerber, Richard. (2001). *Vibrational medicine: #1 handbook of subtle-energy therapies*. Rochester, VT: Bear & Company.
蒲原聖可（２００２）『代替医療』中央公論新社。
＊窪寺俊之（２００４）『スピリチュアルケア学序説』三輪書店。
＊熊谷えり子（２００８）「新時代を拓く原理と実践〈ネオ・スピリチュアリズム〉その（４）」『地球マネジメント学会通信』第81号、２００８年6月、7‐22頁。
桑原啓善（１９９２）『デクノボー革命〈ネオ・スピリチュアリズム講座〉上巻』でくのぼう出版。
＊ケント，ジェームズ・タイラー、松本丈二・永松昌泰訳（２００５）『ホメオパシー医学哲学講義』緑風出版。

＊厚生省大臣官房国際課（１９９９）「ＷＨＯ憲章における『健康』の定義の改正案について」http://www1.mhlw.go.jp/houdou/1103/h0319-1_6.html　(2006.4.11現在)。

国立がんセンター「厚生労働省がん研究助成金」http://ganjoho.ncc.go.jp/pro/mhlw-cancer-grant/index.html　(2007.11.9現在)。

小松奈美子（２００３）『統合医療の扉』北樹出版。

シェファー，メヒトヒルト、林サオダ訳（１９９４）『バッチの花療法　その理論と実際』フレグランスジャーナル社。

シュタイナー，ルドルフ（２００３）『人智学から見た家庭の医学』風濤社。

シュタイナー，ルドルフ（１９９２）『病気と治療』イザラ書房。

＊関口善太（１９９３）『やさしい中医学入門』東洋学術出版社。

ダス，バグワン、ジュニアス，マンフレッド（１９９０）『入門アーユルヴェーダ』平河出版社。

日本ホリスティック医学協会（１９９０）『生命のダイナミクス―ホリスティック・パラダイム』柏樹社。

＊日本ホリスティック医学協会編（２００７）『ホリスティック医学』東京堂出版。

バー，ハロルド・サクストン、神保圭志訳（２００６）『新版　生命場の科学―みえざる生命の鋳型の発見』日本教文社。

＊バッチホリスティック研究会編（２００５）『バッチフラワーの癒し』東京堂出版。

バッチ，エドワード、林陽編訳（２００５）『フラワーレメディーズ　ウィズダム』中央アート出版社。

＊藤波襄二（１９９４）「はじめに―ホリスティック医学の概念」、日本ホリスティック医学協会『ホリスティック医学入門』柏樹社。

藤見幸雄・諸富祥彦編著（２００１）『プロセス指向心理学入門』春秋社。

＊藤見幸雄（２００２）『「ドリームボディ」解題』、ミンデル，アーノルド、藤見幸雄監訳『ドリームボディ』誠信

書房、227-233ページ。

フー＝バーマン，エイドリアン(２０００)『医療従事者のための代替医療オルタナティブ・メディスン』フレグランスジャーナル社。

米国医師会（２０００）『アメリカ医師会がガイドする代替療法の医学的証拠』泉書房。
＊ペイジ，クリスティン、両角美貴子訳（２００６）『チャクラ-癒しへの道』サンマーク出版。
＊増田秀光編（２００１）『東洋医学の本』学研。
松田博公（２００５）『鍼灸の挑戦』岩波書店。
＊三浦於菟（１９９６）『東洋医学を知っていますか』新潮社。
ミンデル，アーノルド、高岡よし子、伊藤雄二郎訳（１９９４）『ドリームボディ・ワーク』春秋社。

ミンデル，アーノルド、ミンデル，エイミー、藤見幸雄、青木聡訳（１９９９）『うしろ向きに馬に乗る―プロセス・ワークの理論と実践』春秋社。
＊ミンデル，アーノルド、藤見幸雄監訳（２００２）『ドリームボディ』誠信書房。
メース，L．F．C．、佐藤公俊編訳（２０００）『シュタイナー医学原論』平凡社。
＊諸富祥彦（１９９９）『トランスパーソナル心理学入門』講談社。
＊諸富祥彦編著（２００１）『トランスパーソナル心理療法入門』日本評論社。
＊山崎章郎・米沢慧(２０００)『ホスピス宣言』春秋社。
山崎章郎・米沢慧(２００６)『新ホスピス宣言―スピリチュアルケアをめぐって』雲母書房。
＊山下仁(２００４)「日本におけるＣＡＭと統合医療の普及状況」、渥美和彦（総監修）『国際「統合医療」元年』日本医療企画、120-126頁。
山波言太郎(２０００)『新・自然音楽療法　音楽進化論』でくのぼう出版。
＊山波言太郎(２００１)『続・音楽進化論』でくのぼう出版。

＊山波言太郎（２００２）『自然音楽療法　天使への道』でくのぼう出版。
＊山波言太郎（２００５）「人類の癒しに、リラ自然音楽を」『サトルエネルギー学会誌』10巻2号、16－27頁。
山波言太郎（２００６）「人は進化のために病む」『ＬＹＲＡ通信』第25号、2－4頁。
＊山波言太郎（２００７ａ）「人類意識の急速進化、その実践的考察」『サトルエネルギー学会誌』12巻1号、55－72頁。
＊山波言太郎（２００７ｂ）「21世紀の未来療法、魂まで癒す″リラ自然音楽セラピー″」『ＬＹＲＡ通信』第26号、2－25頁。
＊山波言太郎（２００８）「〈後書〉霊・魂・体の関わりについて」『ＬＹＲＡ通信』第28号、61－62頁。
＊山本竜隆（２００４）『統合医療運営マニュアル』ごま書房、46－47頁。
＊湯浅泰雄（１９８６）『気・修行・身体』平河出版社。
＊湯浅泰雄、春木豊、田中朱美（監修）（２００５）『科学とスピリチュアリティの時代』ビング・ネット・プレス。
由井寅子（２００５）『心と体を癒すホメオパシー』ホメオパシー出版。

和田純夫監修（２００６）「誰もが納得！量子論」、『ＮＥＷＴＯＮ』第26巻第7号、ニュートンプレス、28－103頁。

渡部俊彦（２００７ａ）「心霊研究とスピリチュアリズムの発展史概観」『Journal of International Society of Life Information Science』第25巻1号、86－90頁。

渡部俊彦（２００７ｂ）「ネオ・スピリチュアリズム―その歴史、理論、実践、産物」『地球マネジメント学会通信』第26号、２００７年８月、37－42頁。
＊Eisenberg, D.M., Kessler, R.C., Foster, C., (*et al.*) (1993), "Unconventional medicine in the United States: prevalence, costs, and pattern of use." *New England Journal of Medicine*; 328(4):246-52.
＊Shealy, C.N., & Church, D. (2006). *Soul Medicine*. Santa Rosa, CA: Elite Books.

＊WHO "WHO definition of Health"
http://www.who.int/about/definition/en/print.html (2007.11.15現在)。